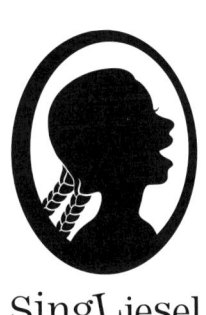

SingLiesel

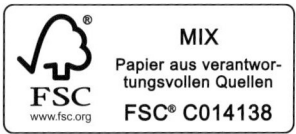

Satz und Umschlag: Martin Janz, Freiburg i.Br.
Druck: FINIDR, Czech Republic

ISBN 978-3-948106-75-1

© 2025 SingLiesel GmbH, Fritz-Erler-Straße 25, D-76133 Karlsruhe
info@singliesel.de, www.singliesel.de

Bildnachweise: Shutterstock.com

Alle in diesem Buch aufgeführten Bewegungs- und Aktivierungsangebote sind aus der jahrelangen Anwendung und Erprobung in der Praxis entstanden. Bei jeder Aktivierung, bei jeder Übung sind die Biografie und die Grundbedürfnisse jedes einzelnen Menschen zu berücksichtigen. Die Empfindsamkeit sowie die herabgesetzte Mobilität bei älteren Menschen sind mit höchster Sensibilität zu beachten. Nicht jedes Beschäftigungsangebot passt zu jedem Menschen. Die Autorin und der Verlag haften nicht für etwaige Personen- oder Sachschäden.

In diesem Buch befinden sich Links und Angaben zu Webseiten Dritter. Bitte beachten Sie, dass sich die Autorin und der SingLiesel Verlag die Inhalte Dritter nicht zu eigen machen, für die Inhalte nicht verantwortlich sind und keine Haftung übernehmen.

Alle Rechte, auch die des auszugsweisen Nachdrucks, vorbehalten. Dies betrifft auch die Vervielfältigung und Übertragung einzelner Textabschnitte, Zeichnungen, Bilder oder Aufnahmen durch Verfahren wie Speicherung, Übertragung auf Papier oder unter Verwendung elektronischer Systeme.

Silke Hubrig

Bewegen mit Alltagsgegenständen

Über 70 Aktivierungsideen mit Schwung

Inhaltsverzeichnis

Einleitung 7
Zur Organisation einer Bewegungsstunde 8

- Pappteller 11
- Luftballons 19
- Malerfolie 29
- Strumpfhosen 37
- Fliegenklatschen 45
- Regenschirme 53
- Plastikflaschen 63
- Putzschwämme 75
- Chiffontücher 83
- Schuhkartons 93
- Handtücher 101
- Besen 109
- Bierdeckel 117
- Kochlöffel 125
- Kunststoffröhren 133
- Eimer 141
- Wollknäuel 147

Quellen 152
Über die Autorin 152

Einleitung

Es ist schon längst wissenschaftlich erwiesen, dass Bewegung die körperliche und geistige Gesundheit fördert bzw. erhält. Gäbe es Bewegung als Medizin, würde das Geschäft mit einem solchen Medikament boomen.

Die positiven Aspekte der Bewegung gelten für Menschen jeden Alters. Bewegung kann auch besonders bei älteren Menschen große Effekte hinsichtlich ihrer körperlichen *und* geistigen Fitness haben.

Durch Bewegung werden die Muskeln aktiviert, die Gelenke geschmeidig gehalten und die Koordination trainiert. Das Herz-Kreislauf-System und auch der Stoffwechsel kommen auf Touren. Das alles hilft nicht nur dabei, Sicherheit beim Stehen und Gehen zu bewahren oder Selbstständigkeit im Allgemeinen, man fühlt sich vor allem rundum wohler.

Neben den körperlichen Effekten kann Bewegung auch die Stimmung verbessern und sich positiv auf die Psyche auswirken. Sofern Bewegung gemeinsam mit anderen Menschen durchgeführt wird, ermöglicht sie zudem soziale Interaktion, die das Wohlbefinden verbessert und geistig fit hält.

Dieses Buch gibt Impulse für Bewegungsspiele und Aktivierungen mit Alltagsgegenständen, die als Spiel- und Gymnastikgeräte genutzt werden. Und das Beste ist: Diese Materialien können unkompliziert beschafft werden und kosten kein oder wenig Geld. Jedes Material ist vielseitig einsetzbar. Die Zweckentfremdung kann gute Laune in die Bewegungsstunde bringen, z.B. wenn mit einer Fliegenklatsche getanzt oder Gymnastik mit einem Staubwedel gemacht wird.

Blättern Sie durch das Buch und suchen Sie sich Übungen heraus, die zu Ihrer Gruppe passen und Ihren Seniorinnen und Senioren Freude bereiten.

Zur Organisation einer Bewegungsstunde

Der **Raum**, in dem die Bewegung stattfindet, sollte so groß sein, dass alle Teilnehmenden auf Stühlen mit ca. zwei Metern Abstand zueinander in einem Kreis sitzen können. Die Stühle sollten lediglich eine Rückenlehne und keine Armlehnen haben. Der Raum sollte gut zu lüften und auch zu heizen sein. Daneben sollte der Raum gut beleuchtet sein und einen rutschfesten Boden haben. Praktisch ist es, wenn Toiletten für die Teilnehmenden auf kurzem Weg gut zu erreichen sind. Insbesondere an warmen Tagen sollten den Teilnehmenden Getränke zur Verfügung gestellt werden bzw. eine Möglichkeit, mitgebrachte Getränke abzustellen. Die Bewegungsstunde sollte im Stuhlkreis durchgeführt werden. So kann jeder jeden sehen und alle können miteinander in Kontakt kommen. Die in diesem Buch beschriebenen Ideen sind nahezu alle für den Stuhlkreis konzipiert. Abweichungen werden jeweils unter „Vorbereitung" erläutert.

Sie sollten alle Teilnehmenden stets im Blick haben. Die **Gruppengröße** ist also abhängig vom eigenen Zutrauen, die Gruppe im Blick zu haben, sowie von der Konstitution, Tagesform und von möglichen Einschränkungen der Teilnehmenden.

Als **Materialien** eignen sich grundsätzlich alle „ungefährlichen" Alltagsgegenstände, die zur Bewegung anregen. In diesem Buch finden Sie Ideen zu einigen solcher Gegenstände wie Pappteller, Luftballons, Malerfolie oder Strumpfhosen. Die Materialien sollten in ausreichender Menge gesammelt oder günstig erworben werden. Hilfreich kann ein Aushang oder Aufruf sein, beispielsweise zum Sammeln ausrangierter Regenschirme oder Handtücher. Andere Materialien, wie Fliegenklatschen oder Eimer, können günstig eingekauft werden. Schuhkartons bekommt man, auch in größeren Mengen, oftmals in Schuhläden. Bierdeckel sind mitunter als Spende eines Lokals erhältlich.

Wenn die Anschaffung schwierig ist oder es zu wenig Platz zum Lagern der Materialien gibt, besteht auch die Möglichkeit, die Teilnehmenden vorher zu informieren, welches Übungsgerät sie selbst mitbringen sollten. Das könnte beispielsweise bei einem Handtuch gut funktionieren.

Für einige der vorgestellten Ideen und Impulse werden neben dem Hauptmaterial auch weitere Materialien benötigt. Es bietet sich an, einige dieser Materialien grundsätzlich

Zur Organisation einer Bewegungsstunde

in der Nähe des Übungsraumes aufzubewahren, wie etwa Zeitungen oder Luftballons.

In manchen Bewegungs- und Spielphasen kann der Einsatz von **Musik**, wie etwa von Oldies oder Schlagern, animierend und motivierend sein. Die Musik kann mit einem Smartphone oder auf klassische Weise mit einem CD-Player abgespielt werden.

Die **Dauer** der Bewegungsstunde richtet sich nach den Möglichkeiten der Teilnehmenden. Ein guter Richtwert ist 45 Minuten.

Jede Bewegungsstunde soll vorab im Rahmen von **drei Phasen** geplant werden:

- Aufwärmphase: Die Teilnehmenden werden durch einfache Übungen oder Spiele physisch und auch psychisch auf Bewegungserlebnisse in der Gruppe vorbereitet.
- Aktivierungsphase: Hier werden bewegungsintensivere Spiele und Übungen durchgeführt.
- Abschlussphase: Es findet ein Ausklang der Bewegungsstunde statt, z.B. durch ein ruhiges Gruppenspiel.

Die vorgestellten Bewegungs- und Spielideen sind an die jeweiligen Teilnehmenden anzupassen. Wenn die individuellen Möglichkeiten der Senioren und Seniorinnen sehr unterschiedlich sind, so sollten auch unterschiedliche Übungen angeboten werden, die jedoch als Gruppe gemeinsam ausgeführt werden können. Differenzierung ist bei einer so durchmischten Gruppe wie der der älteren Menschen absolut notwendig. Falls dieses bei einem Gruppenspiel nicht passt, dann sollten Sie sich an den Möglichkeiten der „schwächsten" Person orientieren. Bewegung ist eine großartige Sache und niemand sollte durch Überforderung die Bewegungs- und Spielfreude verlieren.

Sie sollten abschätzen und entscheiden, wann kleine **Pausen oder auch Wiederholungen** eingebaut werden. Gespräche, die eine körperliche Pause ermöglichen, sind erwünscht. Kommunikation ist psychisch anregend und aktivierend. Die **individuellen Möglichkeiten und Grenzen** der Teilnehmenden sollten sowohl bei der Planung der Bewegungseinheit als auch bei ihrer Umsetzung stets berücksichtigt werden.

An erster Stelle steht die **Freude am Spielen und an der Bewegung** in der Gruppe. Die Freude an Bewegung kann erheblich dazu beitragen, das allgemeine Wohlbefinden und die Lebensqualität von älteren Menschen zu steigern. Auch ein herzhaftes Lachen kann ein gutes Bauchmuskeltraining sein, die Durchblutung steigern und Glückshormone freisetzen.

Pappteller

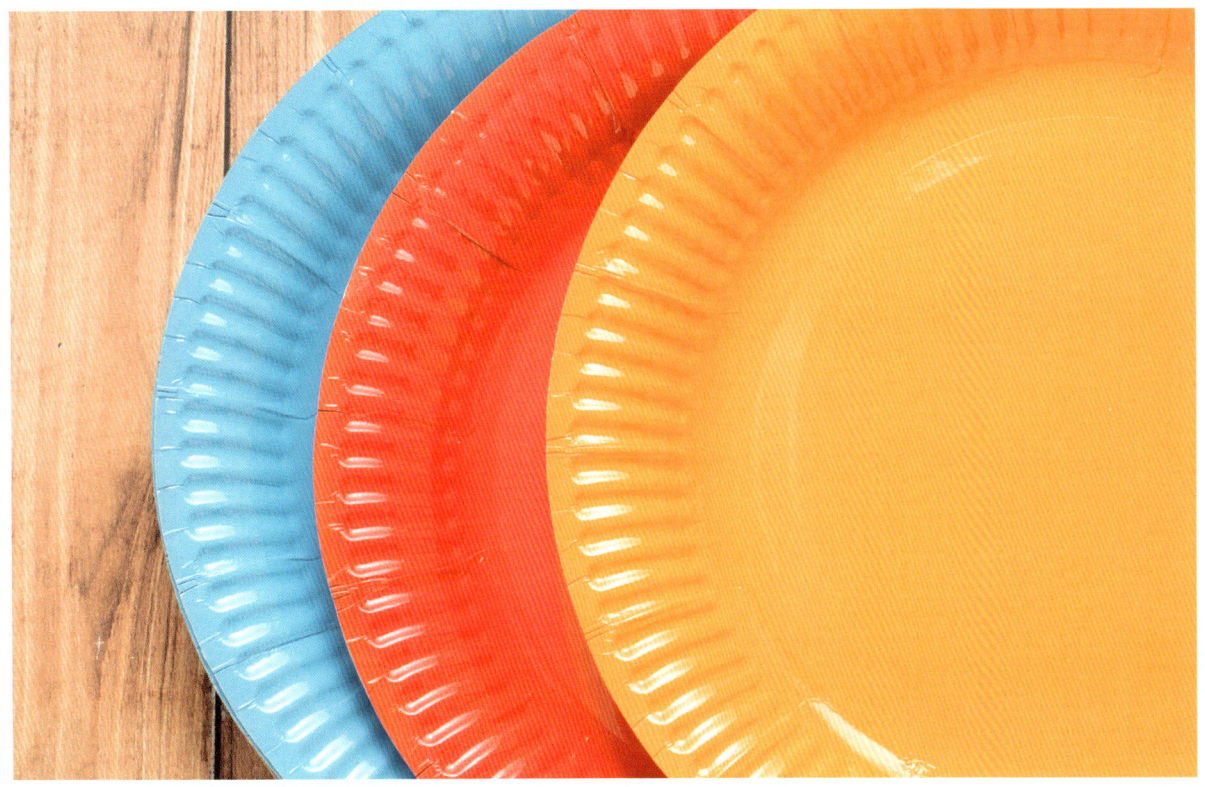

Pappteller können kostengünstig in großen Mengen erworben werden. Sie sind stabil und können mehrfach für Bewegungsstunden verwendet werden.

Bewegen mit Alltagsgegenständen

„Am liebsten habe ich auf meinem Teller …!"

Ziel	• Einstimmung
	• Stärkung des Gruppengefühls
Material	• 1 Pappteller

So wird's gemacht

Zeigen Sie den Teilnehmenden einen Pappteller mit den Worten „Am liebsten habe ich auf meinem Teller eine Bratwurst." Geben Sie den Teller im Uhrzeigersinn an die neben Ihnen sitzenden Person weiter und fragen Sie: „Was haben Sie gerne auf dem Teller?" Die Person nennt etwas und gibt den Pappteller mit derselben Frage weiter. So wird der Teller von Person zu Person im Kreis herumgereicht und alle sagen, was sie gerne darauf hätten.

Variante für fitte Teilnehmende

Das Spiel wird nach dem Prinzip „Ich packe meinen Koffer" gespielt. Alle wiederholen das, was die vorherigen Teilnehmenden gesagt haben, und fügen etwas Eigenes dazu. Natürlich dürfen alle mithelfen, wenn jemand einmal nicht weiterweiß.

Pappteller

Bitte weitergeben!

Ziel	• Förderung der koordinativen Fähigkeiten
	• Förderung der Anpassungsfähigkeit an eine andere Person
Material	• pro Person 1 Pappteller
	• 1 Tennisball
	• 1 Schlüsselbund
	• 1 Tischtennisball
	• 1 Sandsäckchen

So wird's gemacht

Alle Teilnehmenden bekommen einen Pappteller. Einer Person wird ein Tennisball auf den Teller gelegt. Dieser wird nun im Uhrzeigersinn von Teller zu Teller im Kreis weitergegeben, bis er wieder am Ausgangspunkt angelangt ist. Die Hände dürfen den Ball dabei nicht berühren.

In der nächsten Runde wird zusätzlich ein Schlüsselbund ins Spiel gebracht und von Teller zu Teller weitertransportiert. In einer dritten Runde kommt außerdem ein Sandsäckchen hinzu.

Variante für fitte Teilnehmende

Es werden weitere unterschiedliche kleine Gegenstände ins Spiel gebracht, sodass es kaum noch Pausen für die Teilnehmenden gibt.

Zusätzlich erschwert werden kann diese Übung, wenn leichte Gegenstände, wie etwa Tischtennisbälle, weitertransportiert werden müssen und wenn das Tempo erhöht wird.

Bewegen mit Alltagsgegenständen

Unser Picknick – eine Bewegungsgeschichte

Ziel	• Trainieren der Beweglichkeit • Förderung der koordinativen Fähigkeiten • Förderung der Konzentrationsfähigkeit
Material	• pro Person 1 Pappteller

So wird's gemacht

Alle Teilnehmenden bekommen einen Pappteller. Erzählen Sie folgende Geschichte und leiten Sie dazu die entsprechenden Bewegungen an.

Text	Bewegungsidee
Was für ein herrliches Wetter heute. Die Sonne steht hoch am Himmel und kein Wölkchen ist zu sehen.	Der Pappteller wird hoch über den Kopf gehalten.
Wie wäre es mit einem Picknick im Wald? Wir packen ein paar Dinge zusammen und steigen in das Auto.	Der Teller wird wie ein Lenkrad auf Bauchhöhe vor dem Körper gehalten.
Es geht los. Wir fahren links um die Kurve.	Aus dem Schultergelenk heraus werden die Arme mit dem Teller zur linken Seite und wieder zurückgedreht.
Wir fahren rechts um die Kurve.	Ebenso, aber zur rechten Seite und zurück.
Schon sind wir da. Wir parken am Waldrand und steigen aus. Wir nehmen unsere Sachen. Obwohl einige Wolken am Himmel zu sehen sind, scheint die Sonne sehr heiß auf uns herab. Zum Glück haben wir unseren Sonnenhut dabei. Wir setzen ihn auf den Kopf und gehen los in den Wald.	Der Pappteller wird auf den Kopf gelegt und balanciert. Die Beine gehen am Platz. Die Arme werden angewinkelt und gegengleich mitbewegt.

Pappteller

Wir halten an einer Lichtung an. Ein schöner Ort. Wir setzen uns auf den Boden. Es ist heiß und etwas schwül. Zum Glück haben wir an unseren Fächer gedacht.	Der Pappteller wird als Fächer benutzt.
Jetzt wäre es gut, eine Kleinigkeit zu essen. Wir packen unseren Proviant aus.	Der Pappteller wird auf dem Boden abgelegt.
Oje! Es wird immer dunkler am Himmel und ein Sturm zieht auf. In der Ferne hören wir ein Donnergrollen. Wir sollten lieber schnell wieder nach Hause fahren. Wir packen unsere Sachen ein.	Der Pappteller wird wieder aufgehoben.
Schnell gehen wir zurück zum Auto.	Die Füße gehen am Platz. Die Arme werden angewinkelt und gegengleich mitbewegt. Eine Hand hält den Pappteller.
Der Regen wird stärker und stärker. Wie gut, dass wir einen Regenschutz dabeihaben.	Der Pappteller wird wie ein Dach über den Kopf gehalten, während die übrigen Bewegungen weiter ausgeführt werden.
Da ist das Auto! Ich sehe es schon!	Die Bewegungen werden schneller.
Angekommen! Schnell hineinsetzen und die Tür zumachen. Oh, wie gemütlich es auf einmal ist, wenn man den Regen auf das Auto prasseln hört.	Mit dem Pappteller seitlich gegen den Stuhl schlagen, um das Regengeräusch zu imitieren.

Variante für fitte Teilnehmende

Die Bewegungsgeschichte wird im Stehen neben dem Stuhl begonnen. Der Stuhl symbolisiert das Auto und später den Boden, auf den man sich zum Picknicken setzt.

Bewegen mit Alltagsgegenständen

Der Partyteller-Tanz

Ziel	• Stärkung der Bein- und Fußmuskulatur
	• Förderung der koordinativen Fähigkeiten
Material	• pro Person 2 Pappteller
	• aktivierendes Lied im 4/4-Takt (CD/Internet), z.B. „Dancing Queen" von ABBA, „La Bamba" von Ritchie Valens oder „Brown Eyed Girl" von Van Morisson

So wird's gemacht

Die Teilnehmenden sitzen im Stuhlkreis. Sie legen ihre beiden Pappteller vor sich auf den Fußboden, sodass sie sie mit den Fußspitzen erreichen können.

Zählzeiten	Bewegungen
1-2-3-4	Tipp mit dem rechten Fuß auf den Teller, Fuß zurückstellen, Tipp mit dem linken Fuß auf den Teller, Fuß zurückstellen.
1-2-3-4	Wiederholung.
1-2-3-4	Rechte Fußspitze auf den rechten Teller stellen, den Teller nach rechts und zurück zur Mitte schieben, Fuß zurückstellen.
1-2-3-4	Wiederholung.
1-2-3-4	Tipp mit dem linken Fuß auf den Teller, Fuß zurückstellen, Tipp mit dem rechten Fuß auf den Teller, Fuß zurückstellen.
1-2-3-4	Wiederholung.
1-2-3-4	Linke Fußspitze auf den linken Teller stellen, den Teller nach links und zurück zur Mitte schieben, Fuß zurückstellen.
1-2-3-4	Wiederholung.

1-2-3-4	Linken Fuß auf den linken Teller und rechten Fuß auf den rechten Teller stellen,
	beide Teller mit den Füßen vor und zurück über den Boden schieben.
1-2-3-4	Noch einmal vor- und zurückschieben,
	Füße einzeln zurückstellen.

Nach mehrfachen Wiederholungen können die Teilnehmenden motiviert werden, den Oberkörper und die Arme tänzerisch mitzubewegen.

Variante für fitte Teilnehmende

Der Tanz wird im Stehen ausgeführt. Die Teilnehmenden stellen sich dabei so hinter den Stuhl, dass sie die Stuhllehne zum Stabilisieren des Gleichgewichts nutzen können. Die Stühle müssen standfest sein und dürfen nicht rutschen.

Bei dem Teil des Tanzes, bei dem die Sitzenden beide Beine gleichzeitig bewegen, nehmen die Stehenden zuerst ein Bein und dann das andere.

Luftballons

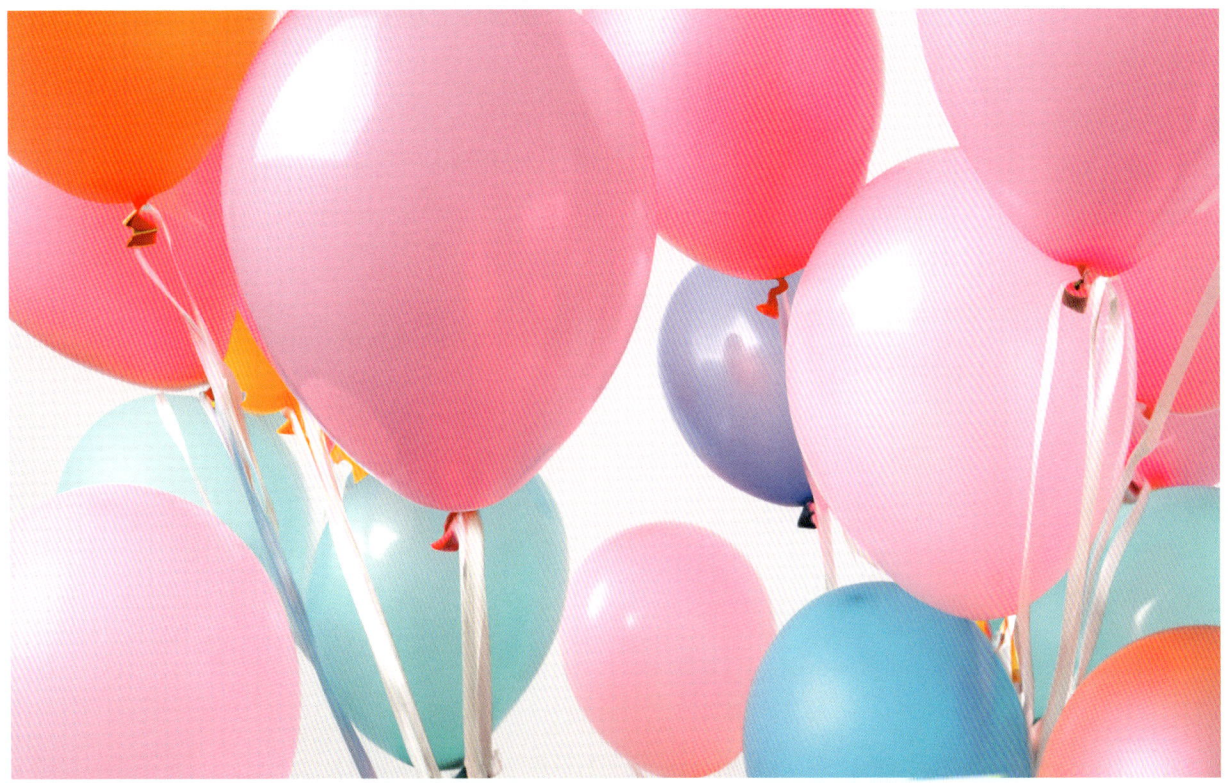

Luftballons sind kostengünstig zu kaufen. Hat man sie einmal aufgepustet und verknotet, halten sie ein paar Tage. Deshalb ist es sinnvoll, bei der Planung einer Bewegungsstunde mit Luftballons gleich weitere Verwendungsmöglichkeiten zu bedenken, z.B. als Dekoration oder Spielmöglichkeit für einen anderen Aktivierungskurs. Luftballons erinnern viele Menschen an Feiern und Kindheit. Sie haben einen hohen Aufforderungscharakter.

Bewegen mit Alltagsgegenständen

Luftballontransport

Ziel	• Trainieren der Beweglichkeit
	• Förderung der koordinativen Fähigkeiten
Material	• 2 Luftballons

Vorbereitung

Die Luftballons werden aufgeblasen und verknotet. Die Stühle werden hintereinander in einer Reihe aufgestellt. Je nach Anzahl der Teilnehmenden können zwei Reihen nebeneinander aufgestellt werden.

So wird's gemacht

Die Teilnehmenden sitzen hintereinander. Die letzte Person bekommt den Luftballon und gibt ihn nach vorn durch. Ist der Luftballon bei der ersten Person angelangt, wird er wieder zurückgereicht. Ist er wieder bei der letzten Person angelangt, wird er auf eine andere Art und Weise wieder nach vorn gegeben usw.

Möglichkeiten der Ballonübergabe

- Über den Kopf weiterreichen.
- An der linken Körperseite vorbeireichen.
- An der rechten Körperseite vorbeireichen.
- Durch die Beine und Stuhlbeine schubsen.
- Ganzen Körper nach links zur Seite drehen und Ballon weiterreichen.
- Ganzen Körper nach rechts zur Seite drehen und Ballon weiterreichen.

Wenn zwei Stuhlreihen nebeneinander aufgebaut sind, kann das Spiel mit Wettkampfcharakter gespielt werden.

Varianten für fitte Teilnehmende

- Die Übungen werden im Stehen durchgeführt.
- Das Tempo wird erhöht.

Luftballons

Nicht den Boden berühren

Ziel	• Förderung der koordinativen Fähigkeiten
Material	• 1 Luftballon

Vorbereitung

Die Stühle werden nahe beieinanderstehend in einem Kreis aufgestellt. Der Luftballon wird aufgeblasen und verknotet.

So wird's gemacht

Die Teilnehmenden haben als Gruppe die Aufgabe, einen Luftballon durch Antippen, Hochschlagen, Hochtreten usw. in der Luft zu halten. Fällt der Ballon auf den Boden, wird er einfach wieder aufgehoben und in die Luft geworfen. Das Spiel kann weitergehen.

Varianten für fitte Teilnehmende

- Der Ballon darf nur mit den Armen/Händen berührt werden.
- Der Ballon darf nur mit rechts (Arm/Hand/Bein/Fuß) berührt werden. Auf Ansage erfolgt ein Wechsel der Körperseite.
- Die Ballwechsel werden laut gezählt. Fällt der Ballon zu Boden, wird wieder bei Eins angefangen.
- Die Stühle werden weiter auseinandergestellt.

Bewegen mit Alltagsgegenständen

Luftballon-Gymnastik

Ziel	• Stärkung der Muskulatur • Förderung der Beweglichkeit • Mobilisation der Gelenke • Förderung der koordinativen Fähigkeiten
Material	• pro Person 1 Luftballon • Musik

Vorbereitung

Die Luftballons (nicht zu prall) aufblasen und verknoten.

So wird's gemacht

Leiten Sie folgende Übungen an. Jede Übung wird mehrfach wiederholt.

Übung sitzend im Stuhlkreis	Variante für fitte Teilnehmende Neben dem Stuhl stehend
Den Luftballon zwischen die Handflächen nehmen und vor- und zurückbewegen. Die Bewegung erfolgt aus den Handgelenken.	Dasselbe im Stand. Gewicht auf beiden Füßen gleichmäßig verteilen.
Den Luftballon sanft hochwerfen und in der Luft halten: Mal mit der Handfläche, mal mit dem Handrücken wieder hochbefördern.	Dasselbe im Stand.
Den Luftballon zwischen die Hände nehmen (ein Handrücken ist unter dem Ballon, eine Handfläche auf dem Ballon) und über den Handrücken rollen lassen.	Dasselbe im Stand.

Luftballons

Den Ballon zwischen die übereinander positionierten Handflächen nehmen. Ballon leicht zusammendrücken und Druck lösen. Die obere Hand drückt dabei von oben nach unten. Dann Handwechsel.	Dasselbe im Stand.
Den Luftballon zwischen den parallel positionierten Handflächen halten, Hände auf Brusthöhe nach vorn strecken, Ballon leicht zusammendrücken und Druck lösen.	Dasselbe im Stand. Bei der Wiederholung Arme heben und den Ballon über dem Kopf zusammendrücken. Druck lösen.
Den Luftballon mit ausgestreckten Armen zwischen die Handflächen nehmen und den Oberkörper nach rechts, zurück zur Mitte und dann nach links und wieder zur Mitte drehen.	Dasselbe im Stand. Oberkörper dabei mit geradem Rücken und nicht ganz durchgedrückten Knien leicht nach vorn beugen.
Den Luftballon mit beide Händen festhalten und abwechselnd auf die eigene rechte und linke Schulter tippen.	Dasselbe im Stand, danach den Ballon auf das rechte und linke Knie tippen.
Den Luftballon von der einen zur anderen Hand geben – entweder vor dem Körper oder über dem Kopf.	Den Luftballon um den Körper herum von einer Hand in die andere geben.
Den Luftballon zwischen die Knie klemmen und die Hände, Arme und Schultern lockern.	Dasselbe im Stand.
Den Luftballon zwischen den Knien leicht zusammendrücken und Druck wieder lösen.	Dasselbe im Stand.
Den Luftballon zwischen die Fußknöchel nehmen und den Ballon durch das Strecken und Beugen der Knie auf und ab bewegen.	—

Bewegen mit Alltagsgegenständen

Den Ballon in die Hände nehmen und auf ein Knie fallenlassen. Den Ballon mit dem Knie wieder hochbefördern und mit den Händen auffangen. Dasselbe mit dem anderen Knie.	—
Den Ballon auf den Boden legen. Einen Fuß sachte auf den Ballon stellen und wippen lassen. Ebenso mit dem anderen Fuß.	Dasselbe im Stand – dabei so stehen, dass ein Festhalten an der Stuhllehne möglich ist.
Ein wenig auf der Sitzfläche des Stuhls nach vorn rücken und den Luftballon zwischen Stuhllehne und Lendenwirbelsäule legen. Vorsichtig den Rücken an den Ballon lehnen und leicht mit dem Oberkörper gegen den Ballon vor- und zurückwippen.	—
Am Ende den Ballon mit einer oder zwischen beiden Händen festhalten und damit ein „Tschüs" in die Luft schreiben.	Dasselbe im Stand mit großen Schreibbewegungen, die den ganzen Körper miteinbeziehen.

Bitte beachten Sie, dass es auch Menschen gibt, die Luftballons nicht mögen oder vielleicht in der Vergangenheit ein Negativerlebnis durch einen platzenden Ballon hatten und dadurch ängstlich sind. Bieten Sie in diesem Fall für die Übung einen Wasserball an.

Unser Riesenballon

Ziel	• Förderung der koordinativen Fähigkeiten • Stärkung der Arm- und Rumpfmuskulatur
Material	• viele Luftballons • 1 großer Sack aus Plastik (z.B. Müllsack)

Vorbereitung

Die Luftballons werden aufgepustet, verknotet und in den Plastiksack gelegt. Dieser wird fest zugeknotet oder mit einem Band zugebunden.

So wird's gemacht

Der „Riesenballon" wird im Kreis herum gespielt. Ob mit den Händen, Ellenbogen, Knien oder Füßen – die Hauptsache ist, dass der Ballon nicht den Boden berührt.

Variante für fitte Teilnehmende

Der Kreis wird größer gemacht und es wird im Stehen gespielt.

Bewegen mit Alltagsgegenständen

Sandbälle

Ziel	• Förderung der koordinativen Fähigkeiten
	• Förderung der Konzentrationsfähigkeit
Material	• pro Person 1 Luftballon
	• 1 Trichter
	• Sand

Vorbereitung

Mithilfe des Trichters werden die Luftballons mit Sand gefüllt und dann fest verknotet.

So wird's gemacht

Alle Teilnehmenden bekommen einen „Sandball". Leiten Sie folgende Übungen an.

- Den Ball mit den Händen kneten.
- Den Ball zwischen den Handflächen rollen.
- Den Ball hochwerfen und fangen.
- Den Ball auf dem Handrücken balancieren, ggf. den Arm dabei bewegen; Seitenwechsel.
- Arm zur Seite strecken und Ellenbogen anwinkeln, Ball auf dem Ellenbogen balancieren; Seitenwechsel.
- Den Ball über die Oberschenkel rollen.
- Mit der rechten Hand den Ball über die Außenseite des linken Oberschenkels rollen; Seitenwechsel.
- Den Ball auf einen Oberschenkel legen und das Bein anheben, ohne dass der Ball herunterrollt; Seitenwechsel.
- Den Ball mit der linken Hand auf die rechte Schulter legen und umgekehrt.
- Den Ball auf den Boden legen, zwischen die Füße klemmen, hochheben und an anderer Stelle wieder absetzen.

Varianten für fitte Teilnehmende

- Selbstmassage: mit dem Ball alle Körperteile abrollen.
- Den Ball auf dem Handrücken, Ellenbogen, Oberschenkel, Unterschenkel, Fuß balancieren.

Luftballons

Boccia

Ziel	• Förderung der koordinativen Fähigkeiten • Förderung der Konzentrationsfähigkeit
Material	• Luftballons in unterschiedlichen Farben; pro Person 1 Luftballon • 1 Trichter • Sand • 1 Gegenstand, der nicht wegrollen kann (Schuh, Stofftier, kleines • Kissen o. Ä.)

Vorbereitung

Mithilfe des Trichters werden die Luftballons mit Sand gefüllt und dann fest verknotet.

So wird's gemacht

Alle Teilnehmenden bekommen einen „Sandball". In der Kreismitte liegt ein Gegenstand, der nicht wegrollen kann (z.B. ein Schuh).

Nacheinander wirft jede Person den Sandball möglichst dicht an den in der Mitte liegenden Gegenstand heran. Wer so den Gegenstand berührt oder am nächsten dran ist, erntet Applaus.

Variante für fitte Teilnehmende

Der Gegenstand in der Mitte ist klein und damit schwerer zu treffen. Wer mit dem eigenen Wurf unzufrieden ist, darf den Sandball zurückholen. Man hat insgesamt drei Versuche.

Malerfolie

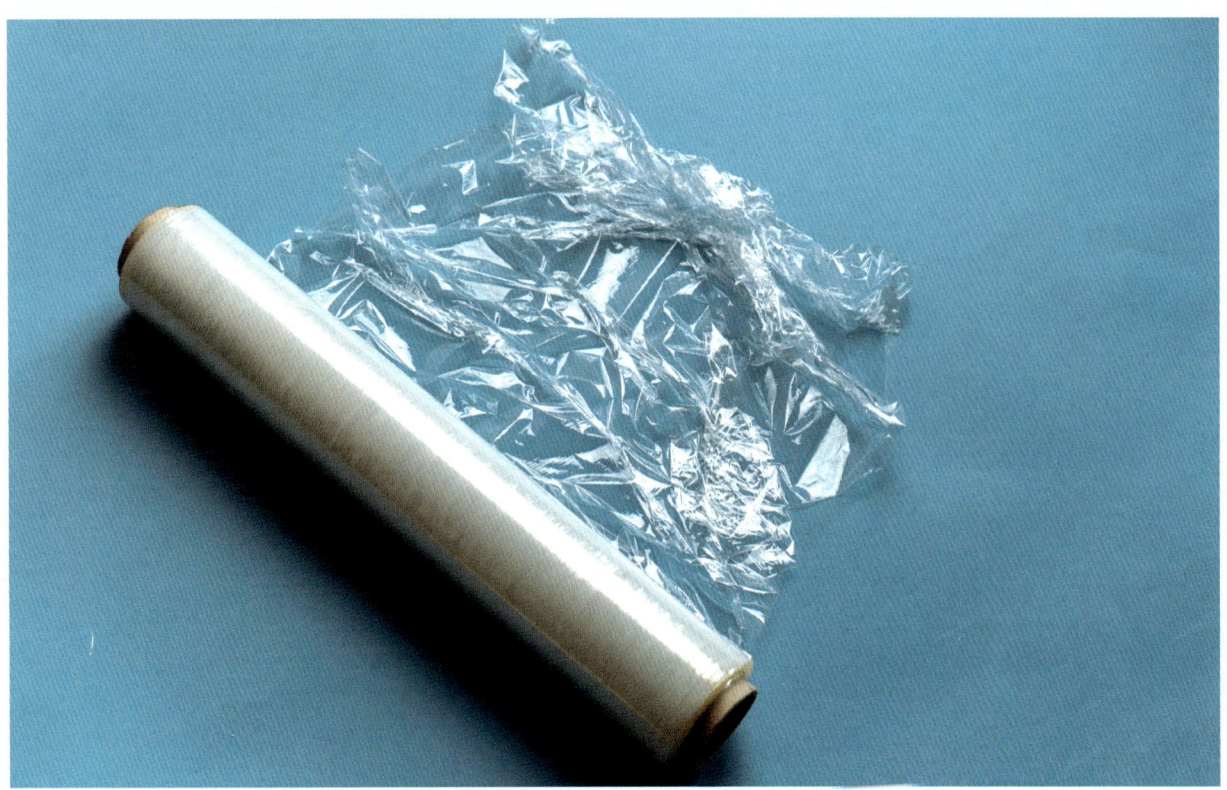

Malerfolien sind im Baumarkt zu erwerben. Normalerweise sind sie zum Abdecken von Möbeln und Böden bei Renovierungen gedacht, aber sie eignen sich auch hervorragend für Bewegungseinheiten. Sie können immer wieder genutzt werden, weil sie bei den Spielen nur selten kaputtgehen.

Bewegen mit Alltagsgegenständen

Malerfolien-Tanz

Ziel	• Stärkung der Arm-, Hand- und Fingermuskulatur • Förderung der Konzentrationsfähigkeit
Material	• 1 dicke Malerfolie • ruhige Musik im 4/4-Takt (CD/Internet), z.B. „Somewhere over the Rainbow" von Judy Garland oder „Morning has broken" von Cat Stevens

So wird's gemacht

Die Folie wird in der Mitte des Stuhlkreises ausgebreitet und alle Teilnehmenden fassen mit beiden Händen den Rand an und halten ihn fest. Leiten Sie folgende Bewegungen an. Zunächst wird jede Bewegung geübt und anschließend werden die Bewegungen zu einem Tanz zusammengesetzt. Jede Bewegung wird im Tanz mit 4, 8 oder 16 Zählzeiten durchgeführt.

Tanzbewegungen

Die Folie wird gespannt.

- Die Folie wird nach rechts weitergegeben. Dabei dürfen die Arme nicht über Kreuz geführt werden (2-mal 8 Zählzeiten).
- Die Folie wird nach links weitergegeben. Dabei dürfen die Arme nicht über Kreuz geführt werden. (2-mal 8 Zählzeiten).
- Die Folie wird nach oben geführt (4 Zählzeiten).
- Die Folie wird nach unten geführt (4 Zählzeiten).
- Die Folie wird nach oben geführt (4 Zählzeiten).
- Die Folie wird nach unten geführt (4 Zählzeiten).
- Die Folie wird auf Bauchnabelhöhe gehalten. Mit dem linken und rechten Knie abwechselnd von unten gegen die Folie tippen (8 Zählzeiten).

Die Zählzeiten können auch halbiert werden. Zur Orientierung für die Teilnehmenden bietet sich lautes Mitzählen an.

Variante für fitte Teilnehmende

Die Bewegungen werden im Stand ausgeführt.

Malerfolie

Alle Vögel fliegen hoch

Ziel	• Förderung der Konzentrationsfähigkeit • Förderung der Reaktionsfähigkeit
Material	• 1 dicke Malerfolie • 3 Luftballons

Vorbereitung

Die Luftballons werden aufgeblasen und verknotet.

So wird's gemacht

Die Folie wird ausgebreitet und alle Teilnehmenden fassen mit beiden Händen den Rand an und halten ihn fest. Die Unterarme werden entspannt auf den Beinen abgelegt.

Die Luftballons werden auf die Folie gelegt. Benennen Sie Dinge oder Lebewesen, die entweder fliegen können oder auch nicht. Stimmt die Aussage, heben die teilnehmenden Personen die Arme, sodass die Luftballons hochfliegen. Stimmt die Aussage nicht, dürfen die Arme nicht nach oben bewegt werden.

Beispiele:

- Alle Vögel fliegen hoch!
- Alle Tassen fliegen hoch!
- Alle Hubschrauber fliegen hoch!
- Alle Katzen fliegen hoch!
- Alle Herren fliegen hoch!
- Alle Fliegen fliegen hoch!
- …

Variante für fitte Teilnehmende

Bei einer stimmigen Aussage stehen die Teilnehmenden vom Stuhl auf und heben dabei die Arme. Anschließend setzen sie sich wieder auf den Stuhl.

Bewegen mit Alltagsgegenständen

Schiffschaukel

Ziel	• Förderung der koordinativen Fähigkeiten
	• Förderung der Rumpfbeweglichkeit
Material	• 1 dicke Malerfolie
	• 1 leichter Ball oder Luftballon
	• 1 Trichter
	• Sand

Vorbereitung

Wenn kein leichter Ball zur Hand ist, wird ein Luftballon mittels Trichter mit etwas Sand gefüllt, aufgepustet und fest verknotet.

So wird's gemacht

Die Folie wird ausgebreitet und alle Teilnehmenden fassen mit beiden Händen den Rand an und halten ihn fest. Die Folie sollte gespannt sein. Legen Sie das „Schiff" – in diesem Fall den Ball oder Ballon – auf eine Seite der Folie. Die Gruppe hat nun die Aufgabe, das „Schiff" auf die andere Seite der Folie zu befördern, ohne dass es herunterfällt. Das bedeutet, dass die eine Hälfte der Personen, auf deren Seite der Ball liegt, die Arme nach oben nimmt oder aufsteht und die andere Hälfte der Teilnehmenden die Folie nach unten hält. Der Ball rollt auf die andere Seite. Dort angekommen, geht es nach demselben Prinzip wieder zurück. Die Schiffschaukel ist in Bewegung und das Schiff fährt hin und her.

Variante für fitte Teilnehmende

Die Teilnehmenden lassen das „Schiff" im Kreis am Rand der Folie entlangfahren.

Ein buntes Feuerwerk

Ziel	• Stärkung der Arm- und Handmuskulatur
Material	• 1 dicke Malerfolie
	• mehrere farbige Chiffontücher
	• mehrere bunte Luftballons
	• „Feuerwerksmusik" von Georg Friedrich Händel (CD/Internet)

Vorbereitung

Die Luftballons werden aufgeblasen und verknotet.

So wird's gemacht

Die Folie wird ausgebreitet und alle Personen fassen mit beiden Händen den Rand an und halten ihn fest. Die Folie hängt in der Kreismitte auf dem Boden. Bitten Sie die Teilnehmenden, die Folie ruhig zu halten. Verteilen Sie Luftballons und Chiffontücher darauf. Spielen Sie die „Feuerwerksmusik" ab und motivieren Sie die Teilnehmenden, die Folie in Bewegung zu bringen, sodass sich die Gegenstände auf der Folie auf und ab bewegen. Die Gegenstände sollten dabei möglichst auf der Folie bleiben bzw. wenn sie in der Luft waren, wieder auf der Folie landen. Ballons oder Tücher, die dennoch herunterfallen, bleiben einfach auf dem Boden liegen.

Am Ende werden alle Personen aufgefordert, die Folie so zu bewegen, dass alle Gegenstände von der Folie auf den Boden fallen. Ist kein Gegenstand mehr darauf, ist das Feuerwerk vorbei.

Variante für fitte Teilnehmende

Dasselbe wird im Stand ausgeführt. Wenn nichts mehr auf der Folie ist, nehmen alle Teilnehmenden noch einmal richtig Schwung von unten und sobald die Folie am höchsten Punkt ist, rufen Sie laut und deutlich: „Loslassen!" Die Folie schwebt auf interessante Art und Weise bis unter die Decke oder zur Seite.

Bewegen mit Alltagsgegenständen

Was für ein Wind!

Ziel	• Stärkung der Schulter-, Arm- und Handmuskulatur
Material	• 1 dicke Malerfolie

So wird's gemacht

Die Folie wird ausgebreitet und die teilnehmenden Personen fassen mit beiden Händen den Rand an und halten ihn fest. Die Folie sollte gespannt sein. Nun leiten Sie folgende Bewegungen an:

- Die Arme werden weit nach oben gestreckt.
- Die Arme werden tief nach unten geführt.

Dieses wird mehrmals wiederholt, sodass die Gruppe die Folie gemeinsam auf und ab bewegt. Die Folie bauscht sich ein wenig, und es entsteht ein Luftzug. Wie fühlt sich der Wind auf dem Gesicht an? Ist es schön, ihn zu spüren?

Manchen Menschen ist der erzeugte Wind unangenehm im Gesicht oder sie mögen es nicht, wenn die Haare durcheinandergeweht werden. Wenn Sie dieses beobachten, bitten Sie die Teilnehmenden, die Folie auf Bauchhöhe zu halten und daran zu rütteln. So entsteht ein „Gewitter".

Macht den Teilnehmenden der Wind nichts aus, können sich Wind, Sturm und Gewitter abwechseln.

Variante für fitte Teilnehmende

Am Ende wird mit der Folie ein Zelt gemacht. Die Teilnehmenden stehen im Kreis. Sie schwingen die Folie hoch und wieder herunter. Danach geht es wieder hoch. Wenn die Folie am höchsten Punkt ist, gehen alle Personen zwei Schritte in Richtung Kreismitte und pressen den Folienrand auf den Boden.

Strumpfhosen

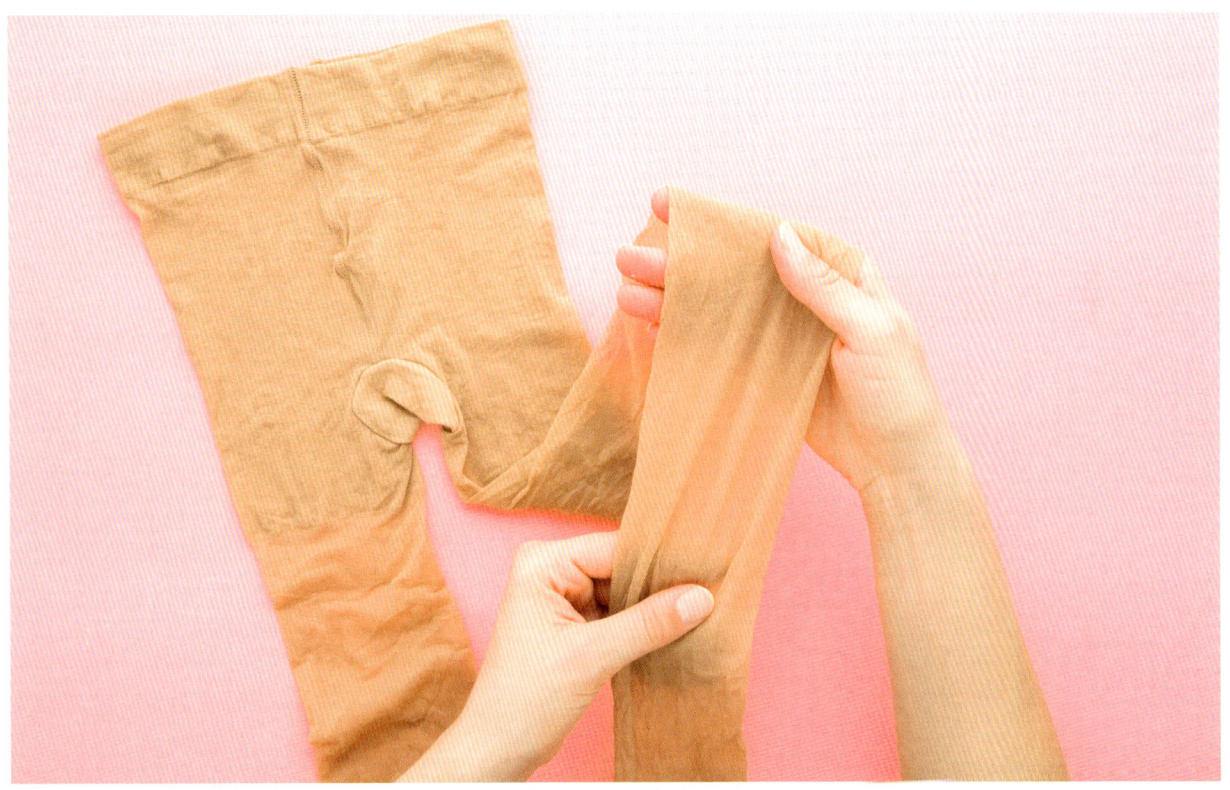

Für diese Bewegungseinheit können vorab ausgediente Strumpfhosen gesammelt und gewaschen werden. Statt Strumpfhosen können jeweils auch Gummibänder eingesetzt werden.

Bewegen mit Alltagsgegenständen

Strumpfhosengymnastik

Ziel	• Stärkung der Muskulatur
Material	• pro Person 1 Strumpfhose oder alternativ 1 Gummiband

So wird's gemacht

Leiten Sie folgende Übungen an.

- Ein Strumpfhosenbein wird so gehalten, dass eine Hand am Fußende ist und die andere körperbreit daneben. Das zweite Bein der Strumpfhose hängt einfach an der Seite herunter. – Es ist auch möglich, beide Strumpfhosenbeine in die Hand zu nehmen (also wie ein doppeltes Band), dann werden die Übungen schwerer. Das Strumpfhosenbein wird mit beiden Händen auf Brusthöhe gehalten. Die Ellenbogen sind leicht angewinkelt. Nun ziehen die Teilnehmenden mehrmals das Hosenbein leicht auseinander und lösen die Spannung wieder: Beim Ausatmen auseinanderziehen, beim Einatmen die Spannung lösen. Die Strumpfhose auf den Oberschenkeln ablegen. Schultern, Arme und Hände lockern. Dann das Strumpfhosenbein wieder aufnehmen.

- Nun werden die Arme nach oben geführt. Das Strumpfhosenbein wird auseinandergezogen, die Spannung wird wieder gelöst und die Arme werden wieder hinabgeführt (mehrfache Wiederholungen). Schultern, Arme und Hände lockern.

- Ein Hosenbein der Strumpfhose wird nun unter den Oberschenkeln hindurchgeführt, sodass ein Hosenbein links und eines rechts zu greifen ist. Die Arme werden gestreckt. Der linke und der rechte Arm werden abwechselnd zur Seite geführt (mehrfache Wiederholungen). Schultern, Arme und Hände lockern.

- Ein Hosenbein der Strumpfhose wird wieder unter den Oberschenkeln hindurchgeführt, sodass ein Hosenbein links und das andere rechts zu greifen ist. Die Arme werden seitlich ausgestreckt, so dass das Strumpfhosenbein straff gespannt ist. Der Oberkörper wird vorsichtig nach links und rechts gedreht (mehrfache Wiederholungen). Schultern, Arme und Hände lockern.

- Das Hosenteil der Strumpfhose hängt auf dem Boden. Ein Fuß wird im Schrittbereich daraufgestellt und die Strumpfhosenbeine werden rechts und links mit der jeweiligen Hand gegriffen und hochgezogen. Der Fuß gibt etwas nach und „schwebt" ein paar Zentimeter auf der Strumpfhosenschlaufe über dem Boden. Nun treten die Teilnehmenden mehrere Male gegen den Widerstand nach unten. Die gleiche Übung wird anschließend mit dem anderen Bein durchgeführt.

- Das Hosenteil der Strumpfhose hängt auf dem Boden. Ein Fuß wird im Schrittbereich daraufgestellt und die Strumpfbeine werden rechts und links mit der jeweiligen Hand gegriffen und festgehalten. Nun wird das Bein nach vorn ausgestreckt, so gut es individuell geht (mehrfache Wiederholungen). Anschließend: Fußwechsel. Die Füße werden fest auf den Boden gestellt und die Beine schlackern hin und her, sodass sich die Muskeln wieder lockern.
- Die Strumpfhosenbeine werden in beide Hände genommen und die Arme in Richtung Zimmerdecke geführt. Es ist etwas Spannung auf der Strumpfhose zwischen den Händen. Die Teilnehmenden neigen sich vorsichtig und langsam nach rechts und nach links (mehrfache Wiederholungen).
- Den ganzen Körper, so gut es im Sitzen geht, ausschütteln.

Varianten für fitte Teilnehmende

- Die Übungen werden im Stand ausgeführt.
- Die Hosenbeine können jeweils doppelt genommen werden, sodass der Zug und Widerstand stärker werden.

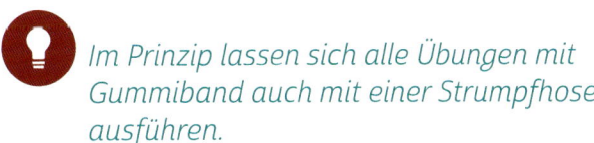

Im Prinzip lassen sich alle Übungen mit Gummiband auch mit einer Strumpfhose ausführen.

Bewegen mit Alltagsgegenständen

Der tanzende Kreis

Ziel	• Stärkung der Schulter-, Arm- und Rumpfmuskulatur
	• Förderung der koordinativen Fähigkeiten
Material	• pro Person 1 Strumpfhose
	• Walzermusik (CD/Internet)

Vorbereitung

Die Stühle im Stuhlkreis werden im Abstand einer Strumpfhosenlänge auseinandergestellt.

So wird's gemacht

Jede Person bekommt eine Strumpfhose und nimmt diese an einem Ende in die rechte Hand. Das andere Ende nimmt die Person, die rechts daneben sitzt, mit der linken Hand. Nun leiten Sie folgende Bewegungen im 3/4-Takt an:

Zählzeiten	Bewegungen	Varianten für eine Gruppe mit sehr fitten Teilnehmenden im Stand
1-2-3	• Mit dem Oberkörper leicht vorneigen und Arme dabei nach vorn/oben führen.	• Ein Bein vorstellen und Körpergewicht auf dieses Bein verlagern, dabei den Oberkörper leicht vorneigen und Arme nach vorn/oben führen.
1-2-3	• Wieder zurück zur Ausgangsposition.	• Wieder zurück zur Ausgangsposition.
1-2-3 1-2-3	• Wiederholung der Abfolge.	• Wiederholung mit Fußwechsel.

1-2-3	• Ein wenig nach rechts neigen.	• Gewicht auf das rechte Bein verlagern und ein wenig nach rechts neigen. Dabei mit den Armen vor dem Körper rechtsherum einen großen Kreis beschreiben.
1-2-3	• Ein wenig nach links neigen.	• Gewicht auf das linke Bein verlagern und die gleiche Bewegung in Linksrichtung wiederholen.
1-2-3 1-2-3	• Wiederholung der Abfolge.	• Wiederholung der Abfolge.
1-2-3	• Hände rhythmisch neben den Oberschenkeln nach unten ausschütteln.	• Leicht vorbeugen, Hände rhythmisch zum Boden hin ausschütteln.
1-2-3	• Hände nach hinten führen und rhythmisch neben oder hinter der Stuhllehne ausschütteln.	• Wieder aufrichten, Arme nach hinten führen und hinter/neben dem Rücken rhythmisch ausschütteln.
1-2-3 1-2-3	• Wiederholung der Abfolge.	• Wiederholung der Abfolge.
1-2-3, 1-2-3	• Mit den Armen vor dem Körper rechtsherum einen großen Kreis beschreiben.	• Mit den Armen vor dem Körper rechtsherum einen großen Kreis beschreiben.
1-2-3, 1-2-3	• Vor dem Körper linksherum einen großen Kreis beschreiben.	• Vor dem Körper linksherum einen großen Kreis beschreiben.

Die Bewegungsabfolge kann zur Walzermusik mehrfach wiederholt werden.

Bewegen mit Alltagsgegenständen

Luftballontreiben

> Ziel
> - Förderung der koordinativen Fähigkeiten
>
> Material
> - pro Person 1 Strumpfhose
> - pro Person 1 Tennisball
> - 1 leichter Ball/Luftballon

Vorbereitung

In den Fuß jeder Strumpfhose wird ein Tennisball gesteckt und das Strumpfbein wird verknotet. Der Stuhlkreis wird so aufgebaut, dass es einen größeren Abstand zwischen den einzelnen Stühlen gibt.

So wird's gemacht

Alle Teilnehmenden bekommen eine mit dem Tennisball präparierte Strumpfhose. Die Hose wird so festgehalten, dass der Ball nach unten baumelt. Legen Sie einen leichten Ball oder einen großen Luftballon in die Mitte des Stuhlkreises. Die Teilnehmenden haben nun die Aufgabe, den Ball/Ballon mit dem schwingenden Tennisball zu treffen und ihn so durch den Stuhlkreis von Person und Person zu bewegen.

Varianten für fitte Teilnehmende

Das Spiel wird im Stehen bzw. Gehen frei im Raum gespielt. Es kann auch in Teams gegeneinander gespielt werden. Ein umgekippter Tisch ist dabei das Tor. Trifft der Ball/Ballon die Tischplatte, bekommt das Team einen Punkt. Der Ball/Ballon darf nur mit dem Tennisball in der Strumpfhose geschlagen werden.

Fliegenklatschen

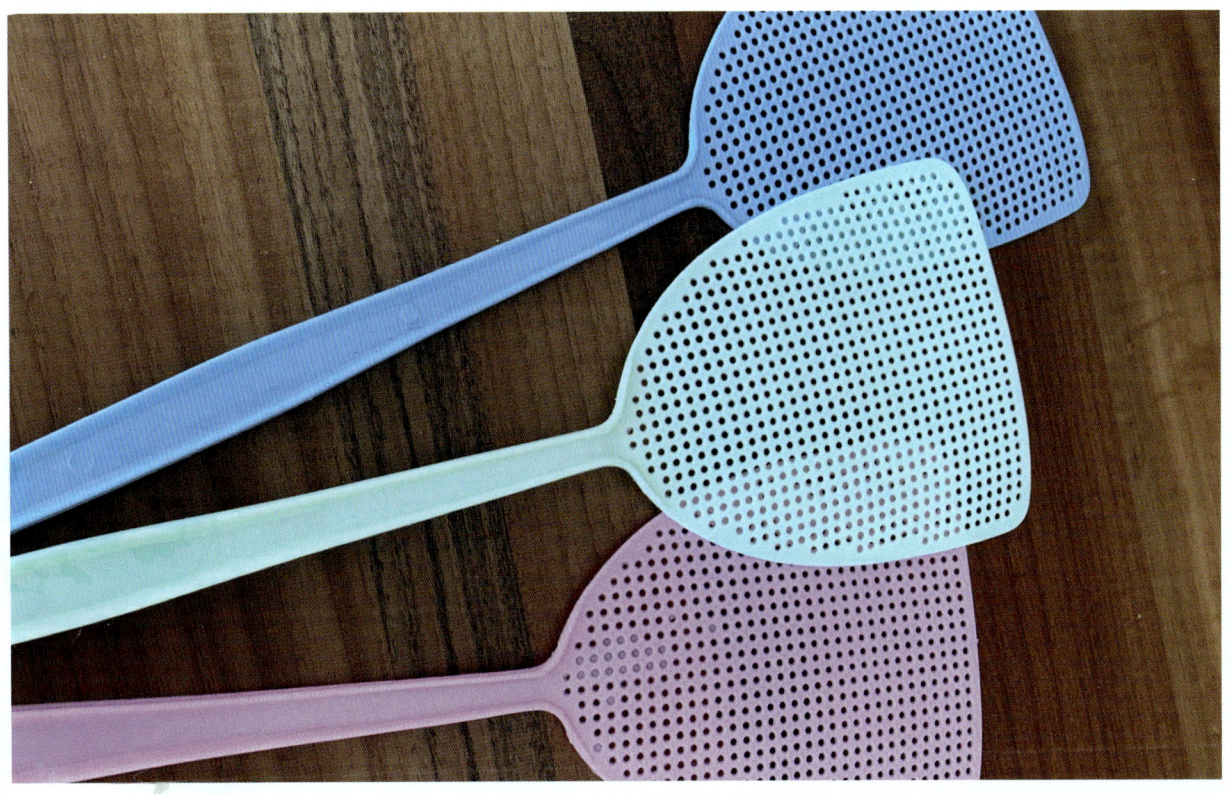

Fliegenklatschen können kostengünstig in Restpostenläden gekauft werden. Sie halten lange und können immer wieder in Bewegungsstunden eingesetzt werden.

Bewegen mit Alltagsgegenständen

Ballontreiben ohne Berührung

Ziel
- Stärkung der Armmuskulatur

Material
- pro Person 1 Fliegenklatsche
- 3 große Luftballons (Variante: pro Person 1 Luftballon)

Vorbereitung

Die Stühle im Stuhlkreis werden eng beieinander aufgestellt.

So wird's gemacht

Alle Teilnehmenden bekommen eine Fliegenklatsche. In der Mitte des Stuhlkreises liegen drei große Luftballons. Die Teilnehmenden haben die Aufgabe, die Luftballons durch das Fächeln mit der Fliegenklatsche in Bewegung zu versetzen. Nach einer gewissen Zeit erfolgt ein Handwechsel, und die Aufgabe wird fortgeführt.

Variante für fitte Teilnehmende

Die Übung wird im Stehen/Gehen durchgeführt: Jede Person bekommt einen Luftballon und treibt ihn durch das Fächeln mit der Fliegenklatsche quer durch den Raum.

Fliegenklatschen-Tennis

Ziel	• Förderung der koordinativen Fähigkeiten • Stärkung der Arm- und Rumpfmuskulatur
Material	• pro Person 1 Fliegenklatsche • pro Zweier-Team 1 Luftballon

Vorbereitung

Die Luftballons werden aufgeblasen.

Es werden jeweils zwei Stühle zueinander gedreht und mit ca. einem halben Meter Abstand zueinander aufgestellt.

So wird's gemacht

Zwei einander gegenübersitzende Personen bilden ein Team. Sie bekommen einen Luftballon und jeweils eine Fliegenklatsche als Schläger. Sie haben die Aufgabe, den Luftballon hin- und herzuspielen. Ggf. kann der Abstand zueinander vergrößert werden.

Variante für fitte Teilnehmende

Die Teilnehmenden spielen sich im Stand und in größerem Abstand den Ballon zu.

Bewegen mit Alltagsgegenständen

Regen, Hitze, Sandsturm

Ziel
- Förderung der Reaktionsfähigkeit
- Förderung der koordinativen Fähigkeiten

Material
- pro Person 1 Fliegenklatsche

So wird's gemacht

Lesen Sie folgende Wettervorhersage vor. Bei dem Wort **„Hitze"** fächeln sich die Teilnehmenden mit der Fliegenklatsche Luft zu. Bei dem Wort **„Regen"** halten sie die Fliegenklatsche wie ein Dach über den Kopf. Fällt das Wort **„Gewitter"**, schlagen sie mit der Fliegenklatsche gegen ein Stuhlbein.

„Guten Tag, nun folgt die Wettervorhersage. Es erwartet uns ein Tag, an dem das Wetter ein wenig verrücktspielt. **Hitze** wird den Tag beherrschen mit Temperaturen bis zu 32 Grad. In einigen Regionen entlädt sich die **Hitze** bereits mittags mit **Regen** und **Gewitter**. In anderen Teilen Deutschlands kommt es erst gegen Abend zu starkem **Regen**. Auch heftige, langanhaltende **Gewitter** sind hier nicht ausgeschlossen. Nach dieser Abkühlung kehrt die **Hitze** allerdings rasch wieder zurück. Aber nicht für lange Zeit: Unsere Meteorologen sehen schon jetzt die nächsten dunklen Wolken, die **Regen** und **Gewitter** mit sich bringen. Von Sonnencreme bis hin zum **Regen**schirm werden Sie morgen wegen der **Hitze**, des **Regens** und des **Gewitters** alles benötigen!"

Variante für fitte Teilnehmende

Bei dem Wort **„Hitze"** fächeln die Teilnehmenden der rechten Nachbarperson Luft zu.

Bei dem Wort **„Regen"** halten sie der linken Nachbarperson ein Dach über den Kopf.

Bei dem Wort **„Gewitter"** schlagen sie mit der Fliegenklatsche auf den Boden.

„Vorsicht, heiße Würstchen!"

| Ziel | • Förderung der Reaktionsfähigkeit
• Förderung der koordinativen Fähigkeiten |
|---|---|
| Material | • pro Person 2 Fliegenklatschen
• ovale Luftballons
• Musik (CD/Internet) |

Vorbereitung

Die Luftballons werden aufgeblasen.

So wird's gemacht

Wenn die Musik läuft, geben die Teilnehmenden einen ovalen Luftballon (als „heiße Wurst") im Uhrzeigersinn im Kreis herum. Der Ballon darf ausschließlich mithilfe zweier Fliegenklatschen berührt werden. Stoppt die Musik, gibt es eine kurze Pause. Spielt die Musik wieder, wird der Ballon in die andere Richtung weitergegeben. Nach und nach kommen immer weitere „Würstchen" ins Spiel.

Variante für fitte Teilnehmende

Einige Ballons werden im Uhrzeigersinn und gleichzeitig andere entgegen dem Uhrzeigersinn weitergegeben.

Bewegen mit Alltagsgegenständen

Laola!

Ziel	• Förderung der koordinativen Fähigkeiten
	• Förderung der Anpassungsfähigkeit an andere Personen
Material	• pro Person 1 Fliegenklatsche
	• pro Person 1 Chiffontuch
	• pro Person 1 Gummiband

Vorbereitung

Ein Chiffontuch wird jeweils vorn an der Fliegenklatsche durch einen Knoten befestigt. Sie können das Gummiband als Einfädelhilfe nutzen.

So wird's gemacht

Alle halten die zuvor mit dem Chiffontuch präparierte Fliegenklatsche in der rechten Hand. Eine Person beginnt – sie hebt langsam den Arm und senkt ihn wieder. Das Tuch bauscht sich dabei schön auf. Sofort wiederholt die rechts neben ihr sitzende Person die Bewegung usw. Nach und nach entsteht so eine Welle, die durch die ganze Runde geht.

Dasselbe wird mit der linken Hand in die andere Kreisrichtung wiederholt.

Variante für fitte Teilnehmende

Während die Teilnehmenden den Arm heben und das Tuch hochschwingen, stehen sie gleichzeitig auf und setzen sich wieder hin.

Fliegenklatschen

Kopf, Schulter, Knie und Fuß

Ziel	• Förderung der Reaktionsfähigkeit
	• Förderung der koordinativen Fähigkeiten
Material	• pro Person 1 Fliegenklatsche
	• Lied: „Kopf, Schulter, Knie und Fuß" ("Head, shoulders, knees and toes"), z.B. auf YouTube oder Spotify

So wird's gemacht

Singen Sie gemeinsam das Lied mit dem unten abgedruckten Text. Dabei berühren alle mit ihrer Fliegenklatsche das jeweilige Körperteil. Zunächst wird in langsamem Tempo geübt und anschließend wird das Lied immer schneller gesungen.

Kopf, Schulter, Knie und Fuß

Kopf, Schulter, Knie und Fuß, Knie und Fuß
Kopf, Schulter, Knie und Fuß, Knie und Fuß
Bauch und Rü- cken, Bauch und Rü- cken
Kopf, Schulter, Knie und Fuß, Knie und Fuß.

Variante für fitte Teilnehmende

Das Bewegungslied wird im Stand durchgeführt und das Tempo erhöht.

Regenschirme

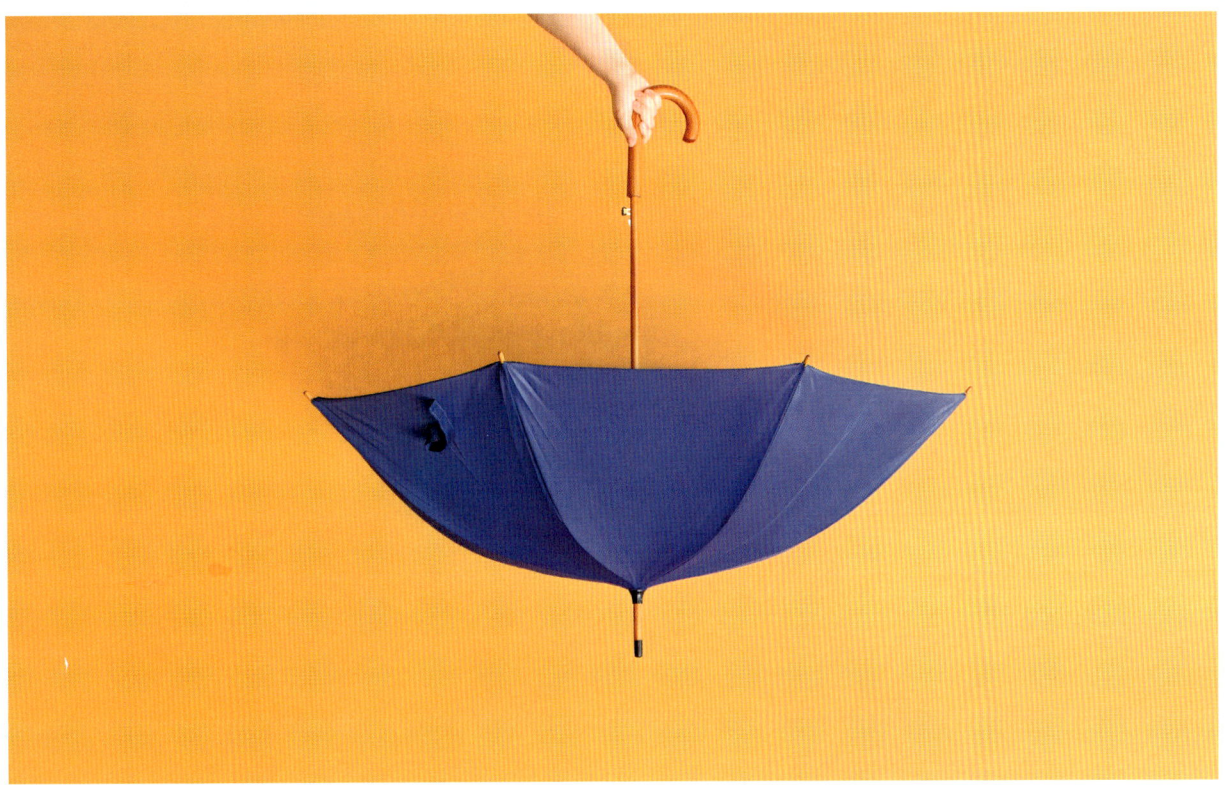

Um an genügend Regenschirme für die Bewegungsstunden zu gelangen, lohnt es sich, einen Aushang im Pflegeheim oder auch in Supermärkten, Kirchengemeinden o. Ä. zu machen. Benötigt werden Stockschirme, keine Klappschirme. Manch einer besitzt noch alte Regenschirme, die selten genutzt werden und noch hervorragend verwendet werden können. Gut ist es, wenn die Schirme einen Griff haben.

Achten Sie bei den Übungen mit den Regenschirmen bitte auf die spitzen Enden. Verletzungsgefahr.

Bewegen mit Alltagsgegenständen

Wo ist das Tuch?

Ziel
- Förderung der Reaktionsfähigkeit
- Förderung der koordinativen Fähigkeiten

Material
- pro Person 1 Regenschirm (Stockschirm)
- 1 buntes Chiffontuch
- anregende Musik (CD/Internet)

So wird's gemacht

Jeder zweite Teilnehmende bekommt einen zusammengeklappten Regenschirm. Diesen Schirm stellt er vor sich – mit der Spitze nach unten und dem Griff nach oben. Bitten Sie alle Personen, für einen kurzen Moment die Augen zu schließen, und lassen Sie das Chiffontuch in einem der Regenschirme „verschwinden". Alle Personen öffnen wieder die Augen und das „Roulette" kann beginnen: Die Musik ertönt und die Regenschirme werden nach rechts weitergegeben – bis die Musik stoppt. Alle Teilnehmenden halten den Schirm fest, den sie gerade in der Hand haben. Erst jetzt darf jede Person raten: In welchem Regenschirm befindet sich das Tuch?

Variante für fitte Teilnehmende

Jeder Teilnehmende erhält einen zusammengeklappten Regenschirm. Die Teilnehmenden stehen mit vor sich aufgestützten Schirmen in einem engen Kreis. Solange die Musik spielt, rücken sie nach rechts weiter, wobei die Schirme am Platz bleiben.

Regenschirme

Im Fitness-Studio

Ziel	• Stärkung der Muskulatur • Förderung der Beweglichkeit • Förderung der koordinativen Fähigkeiten
Material	• pro Person 1 Regenschirm (Stockschirm) • Musik (CD/Internet)

Vorbereitung

Die Stühle werden mit mindestens einem Meter Abstand zueinander im Kreis aufgestellt.

So wird's gemacht

Leiten Sie folgende Übungen zu Musik an.

Übungen

Alle stellen ihren Regenschirm vor sich auf den Boden und halten ihn mit beiden Händen fest. Er wird nun auf- und abgeführt. Vielleicht entsteht ein gemeinsamer Gruppenrhythmus, wenn der Regenschirm ein Geräusch beim Aufkommen auf dem Boden macht.

Alle stellen ihren Regenschirm vor sich auf den Boden und halten ihn mit beiden Händen fest. In kleinen Auf- und Abbewegungen („Tippelschritten") wandert der Schirm am rechten Knie vorbei auf die rechte Seite und zurück, anschließend am linken Knie vorbei zur linken Seite und zurück.

Varianten für fitte Teilnehmende

Mit den Schirmen wird ein gemeinsamer Rhythmus auf den Boden geklopft. Dieser Rhythmus wird variiert. Geben Sie einen Rhythmus vor und die Teilnehmenden machen ihn nach bzw. mit.

Die Teilnehmenden klopfen leicht mit der Regenschirmspitze auf den Boden und „malen" so einen fiktiven Kreis, ein Viereck und ein Dreieck vor sich auf den Boden.

Bewegen mit Alltagsgegenständen

Alle stellen ihren Regenschirm vor sich auf den Boden und halten ihn mit beiden Händen fest. Nun wird er ein wenig angehoben und in kleinen und großen Kreisen bewegt (wie beim Umrühren einer zähen Suppe in einem großen Topf). Mal linksherum, mal rechtsherum.

Alle stellen ihren Regenschirm vor sich auf den Boden und halten ihn mit einer Hand fest. Diese Hand lösen und den Schirm mit der anderen Hand festhalten. Abwechselnd mit links und rechts den Schirm halten, ohne dass dieser umfällt.

Der Regenschirm wird waagerecht etwas mehr als schulterbreit festgehalten und vor dem Körper nach rechts und links gedreht. Der Oberkörper bleibt dabei nach vorn ausgerichtet.

Der Regenschirm wird waagerecht etwas mehr als schulterbreit festgehalten und vor dem Körper nach rechts und links gedreht. Dieses Mal wird der Oberkörper so mitgeneigt, dass die Teilnehmenden durch das „Arm-Fenster" hindurchschauen können.

Ebenso. Die Kreisbewegungen werden groß und langsam ausgeführt.

Alle stellen ihren Regenschirm vor sich auf den Boden und halten ihn mit einer Hand fest. Diese Hand lösen, einmal in die Hände klatschen und Schirm mit der anderen Hand festhalten. Mit beiden Händen abwechselnd so fortfahren. Möglicherweise kann auch jemand zweimal in die Hände klatschen, ohne dass der Schirm umfällt.

Der Regenschirm wird waagerecht etwas mehr als schulterbreit festgehalten und vor dem Körper nach rechts gedreht. Am Bewegungsende wird kurz dreimal nachgefedert. Seitenwechsel. Der Oberkörper bleibt dabei nach vorn ausgerichtet.

Der Regenschirm wird waagerecht etwas mehr als schulterbreit festgehalten und vor dem Körper nach rechts gedreht. Dieses Mal wird der Oberkörper so mitgeneigt, dass die Teilnehmenden durch das „Arm-Fenster" hindurchschauen können. Am Bewegungsende wird dreimal kurz nachgefedert. Seitenwechsel.

Regenschirme

Der Regenschirm wird waagerecht auf Brusthöhe gehalten. Die Teilnehmenden strecken den Rücken und lassen die Schultern bewusst nach unten sinken. Nun drehen sie den Oberkörper sanft nach rechts und links.

Ebenso. Auf jeder Seite wird für einen Moment die Körperspannung gehalten, bevor der Oberkörper wieder langsam in die Ausgangsposition zurückgedreht wird.

Der Regenschirm wird waagerecht auf Brusthöhe gehalten. Die Teilnehmenden strecken den Rücken und lassen die Schultern bewusst nach unten sinken. Nun drehen sie den Oberkörper sanft nach rechts und links. Wenn der Oberkörper nach rechts gedreht wird, schauen die Teilnehmenden nach links und umgekehrt.

Ebenso. Auf jeder Seite wird für einen Moment die Körperspannung gehalten, bevor der Oberkörper wieder langsam nach vorn zurückgedreht wird.

Den Regenschirm auf die Handflächen legen und leicht auf und ab wippen lassen. Dabei sind die Arme nach vorn ausgestreckt und die Handflächen nach oben gedreht.

Ebenso. Den Oberkörper dabei voneigen und wieder zurückbewegen.

Die Fersen in den Boden drücken und die Zehen heranziehen. Den Regenschirm quer über beide Füße legen und versuchen, die Füße einzeln vom Boden zu lösen und wieder abzusetzen, ohne dass der Schirm herunterfällt. Mehrfach wiederholen, danach Schirm zur Seite legen, Füße aufsetzen und Beine ausschütteln.

Die Beine nach vorn ausstrecken und die Fußspitzen heranziehen. Den Regenschirm quer über beide Beine legen und versuchen, die Beine entweder hin- und her- oder leicht auf- und abzubewegen. Danach Füße aufsetzen und Beine ausschütteln.

Bewegen mit Alltagsgegenständen

Eine Seefahrt, die ist lustig ...

Ziel	• Stärkung der Muskulatur
	• Förderung der Ausdauer
Material	• pro Person 1 Regenschirm (Stockschirm)
	• Lied: „Eine Seefahrt, die ist lustig", z.B. auf YouTube oder Spotify

Vorbereitung

Die Stühle müssen ca. einen Meter Abstand voneinander haben.

So wird's gemacht

Leiten Sie zur Melodie von „Eine Seefahrt, die ist lustig" die entsprechenden Bewegungen an. Die Bewegungsabfolgen werden so lange wiederholt, bis die jeweilige Strophe vorbei ist.

Liedtext

*Eine Seefahrt, die ist lustig,
eine Seefahrt, die ist schön,
denn da kann man fremde Länder
und noch manches andre sehn.
Hol-la-hi, hol-la-ho,
hol-la-hi-a hi-a hi-a,
hol-la-hia, hol-la-ho.
Hol-la-hi, hol-la-ho,
Hol-la-hi-a hi-a hi-a,
hol-la-ho.*

Begleitende Bewegungen

Der Regenschirm wird schulterbreit in beide Hände genommen. Die Arme werden mit leicht angewinkelten Ellenbogen nach vorn ausgestreckt. Nun werden nach rechts und links Paddelbewegungen durchgeführt.

Regenschirme

Eine Wanderung ist lustig,
eine Wanderung ist schön,
denn da kann man fremde Länder
und noch manches andre sehn.
Hol-la-hi, hol-la-ho,
hol-la-hi-a hi-a hi-a,
hol-la-hia, hol-la-ho.
Hol-la-hi, hol-la-ho,
hol-la-hi-a hi-a hi-a,
hol-la-ho.

Die Teilnehmenden „laufen" auf der Stelle. Dabei halten sie den Regenschirm wie einen Wanderstab in einer Hand.

Eine Fahrradtour ist lustig,
eine Fahrradtour ist schön,
denn da kann man fremde Länder
und noch manches andre sehn.
Hol-la-hi, hol-la-ho,
hol-la-hi-a hi-a hi-a,
hol-la-hia, hol-la-ho.
Hol-la-hi, hol-la-ho,
hol-la-hi-a hi-a hi-a,
hol-la-ho.

Der Regenschirm wird waagerecht mit beiden Händen festgehalten. Er stellt den Fahrradlenker dar. Die Teilnehmenden wackeln leicht mit ihrem „Lenker" und Oberkörper. Die Füße bleiben am Boden. Wer kann, nimmt die Füße vom Boden und tritt in die imaginären Pedalen.

Variante für fitte Teilnehmende

Die Strophen werden ohne lange Pausen hintereinander gesungen. Dabei wird jede Strophe einmal in einem gängigen Tempo gesungen und anschließend in einem schnelleren Tempo wiederholt. Die Bewegungen werden passend dazu ausgeführt.

Bewegen mit Alltagsgegenständen

Minigolf

Ziel	• Förderung der koordinativen Fähigkeiten
Material	• pro Person 1 Regenschirm (Stockschirm)
	• 1 bis 2 Wasserbälle

So wird's gemacht

Der Regenschirm wird mit dem Griff nach unten gehalten. Ein Wasserball soll damit kreuz und quer durch den Kreis gespielt werden.

Anschließend soll der Wasserball gezielt zu einer anderen Person gespielt werden. Dafür wird der Name der anzuspielenden Person laut genannt.

Variante für fitte Teilnehmende

Es werden zwei Wasserbälle ins Spiel gebracht, die sich nicht berühren dürfen.

Plastikflaschen

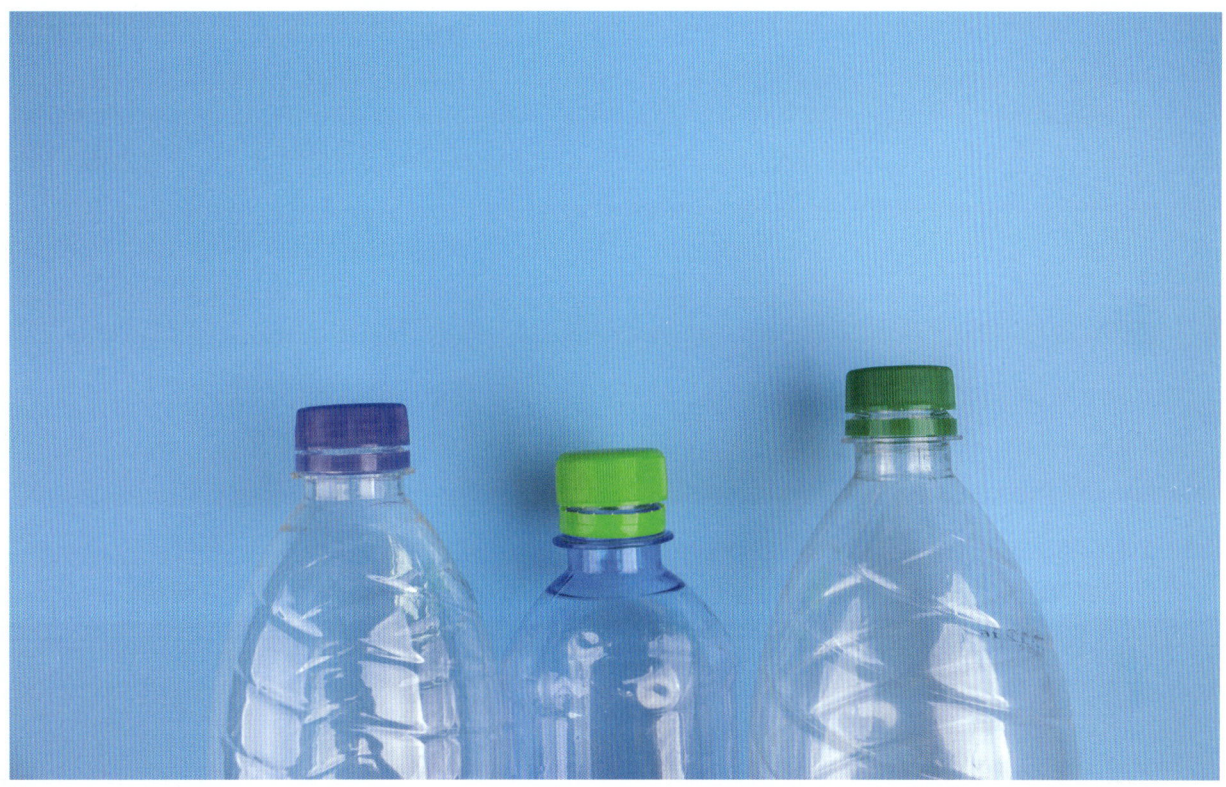

An Plastikflaschen ist leicht heranzukommen: Leer getrunkene PET-Flaschen werden einfach nicht zurückgegeben, sondern für die Bewegungsstunden ausgewaschen und aufbewahrt. Das Flaschenetikett kann durch Einweichen in heißem Wasser entfernt werden. Es ist gut, Plastikflaschen in verschiedenen Größen zur Verfügung zu haben: 0,5-Liter-, 0,75-Liter- und auch 1-Liter-Flaschen. Letztendlich können Flaschen wie kleine Fitnessgewichte genutzt werden, wenn sie mit Wasser befüllt sind.

Bewegen mit Alltagsgegenständen

Gewichte stemmen

Ziel • Stärkung der Muskulatur
Material • pro Person 2 leere Plastikflaschen (0,75 l)

Vorbereitung

Die Flaschen werden mit Wasser gefüllt. Je nach Kraft der Teilnehmenden sollte weniger oder mehr Wasser in den Flaschen sein. Aber ein Flaschenpaar sollte immer dieselbe Menge Wasser enthalten.

So wird's gemacht

Jede Person bekommt zwei gleich schwere Flaschen in die Hände.

Leiten Sie folgende Kraftübungen an. Alle Übungen werden mehrfach wiederholt.

Die Teilnehmenden setzen sich zunächst möglichst gerade auf den Stuhl und spannen dabei die Bauchmuskulatur an. Die Schultern lassen sie bewusst sinken.

Übungen

Die Arme werden neben dem Körper nach unten gestreckt. Die Ellenbogen werden abwechselnd angewinkelt und wieder gestreckt – und so die linke und rechte Flasche in Richtung Schulter herangezogen und wieder wegbewegt.

Die Arme werden neben dem Körper nach unten gestreckt und dann nach vorn gehoben und wieder gesenkt. Die Ellenbogen sind dabei gebeugt.

Varianten für fitte Teilnehmende

Ebenso. Dabei wird bei der Bewegung nach oben jeweils dreimal nachgefedert.

Die Arme werden neben dem Körper nach unten gestreckt und nach vorn gehoben und wieder gesenkt. Die Arme sind dabei möglichst ausgestreckt, wobei die Ellenbogen im Gelenk nicht durchgestreckt sein sollen.

Plastikflaschen

Die Arme werden neben dem Körper nach unten gestreckt und zu den Seiten bis auf Schulterhöhe angehoben und wieder gesenkt.	Die Arme werden neben dem Körper nach unten gestreckt, zu den Seiten angehoben, auf Schulterhöhe einen Moment gehalten (z.B. bis 5 zählen) und wieder gesenkt.
Die Arme werden angewinkelt und die Ellenbogen auf Schulterhöhe angehoben und wieder gesenkt. Dann Arme wieder nach unten ausstrecken.	Die Arme werden angewinkelt und die Ellenbogen auf Schulterhöhe angehoben, gehalten (z.B. bis 5 zählen) und wieder gesenkt. Dann Arme wieder nach unten ausstrecken.
Die Arme werden neben dem Körper nach unten gestreckt. Die Schultern werden hochgezogen und fallen gelassen.	Die Arme werden neben dem Körper nach unten gestreckt. Die Schultern werden nach vorn hochgezogen, nach oben, nach hinten gerollt und fallen gelassen (Schulterrollen).
Die Flaschen werden seitlich an die Schultern geführt. Dazu abwechselnd das linke und das rechte Ellenbogengelenk anwinkeln und wieder strecken.	Die Flaschen werden seitlich an die Schultern geführt. Dann beide Arme nach oben strecken und wieder senken. (Die Arme können ruhig seitlich vom Körper nach oben gestreckt werden und nicht gerade über den Kopf, damit die Schultern nicht verkrampfen und hochgezogen werden.)
Die Flaschen werden auf den Boden gestellt und die Schultern, Arme und Hände ausgeschüttelt.	Ebenso.
Die Flaschen werden wieder in die Hände genommen. Eine Flasche wird mit dem ganzen Arm nach vorn geführt, während die andere nach hinten geführt wird. Immer wieder Seitenwechsel (Arme vor- und zurückschwingen).	Ebenso. Für 8 Zählzeiten bleibt der Oberkörper gerade nach vorn ausgerichtet. Bei den nächsten 8 Zählzeiten dreht sich der Oberkörper im Schwung leicht mit.

Bewegen mit Alltagsgegenständen

Unterarme hochziehen, sodass die Hände vorn an den Schultern sind. Die Ellenbogen hochstrecken und wieder fallenlassen.

Die Arme etwas anwinkeln und gegengleich vor- und zurückführen (wie beim Laufen), mit den Füßen darf gerne mitgelaufen werden.

Die Hände mit den Flaschen vor der Brust nah am Körper zusammenführen, die Bauchmuskulatur anspannen und den Oberkörper leicht nach rechts und links drehen.

Die Flaschen werden auf dem Boden abgestellt. Die linke Hand klopft den rechten Arm und die rechte Schulter aus und umgekehrt.

Unterarme hochziehen, sodass die Hände vorn an den Schultern sind. Die Ellenbogen hochstrecken und mit ihnen einen Kreis in die Luft malen. Erst mit links, dann mit rechts. Geht es auch gleichzeitig und gegengleich?

Ebenso. Nach einer „Runde" werden die Arme gestreckt und ebenfalls wie beim Laufen vor- und zurückgeführt.

Ebenso. In der nächsten Runde werden die Gewichte weiter weg vom Körper gehalten.

Ebenso.

Plastikflaschen

Kegeln

Ziel	• Förderung der koordinativen Fähigkeiten
Material	• 6 leere Plastikflaschen
	• 1 Ball bzw. 1 Tennisball

Vorbereitung

Die Flaschen werden mit etwas Wasser gefüllt.

So wird's gemacht

Die Flaschen werden in die Kreismitte gestellt. Eine Teilnehmende bekommt den Ball und kegelt los. Holen Sie die umgefallenen Flaschen aus dem Kreis. Eine andere Person kegelt weiter. Dann die nächste Person usw. – bis keine Flasche mehr steht. Dann beginnt die nächste Runde.

Variante für fitte Teilnehmende

Es wird mit einem Tennisball gekegelt.

Bewegen mit Alltagsgegenständen

Fußgymnastik

| Ziel | • Stärkung der Bein- und Fußmuskulatur
• Trainieren der Beweglichkeit der Fußgelenke
• Verbesserung der Durchblutung der Füße |
| --- | --- |
| Material | • pro Person 1 Plastikflasche
• bei Bedarf warme Strümpfe in ausreichender Anzahl |

Vorbereitung

Die Plastikflaschen werden mit Wasser gefüllt und fest verschlossen.

Die Teilnehmenden ziehen die Schuhe aus. Bei Bedarf bekommen sie warme Strümpfe.

So wird's gemacht

Leiten Sie folgende Übungen an.

Übungen	Varianten für fitte Teilnehmende
Jede Person legt ihre Flasche waagerecht vor sich ab. Abwechselnd mit den Zehenspitzen des rechten und linken Fußes auf die Flasche tippen.	Ebenso. Danach mit den Zehenspitzen beider Füße gleichzeitig auf die eine Seite der Flasche tippen und dann auf die andere. Wiederholen.
Mit den Füßen die Flasche hinstellen.	Mit den Füßen die Flasche hinstellen und wieder umwerfen – im Wechsel.
Mit einem Fuß die Flasche umkreisen. Fußwechsel.	Mit beiden Füßen die Flasche umkreisen, dabei mit den Händen am Stuhl festhalten.
Abwechselnd mit den Zehen des rechten und linken Fußes an die Flasche tippen, ohne dass sie umfällt.	Die Flasche zwischen die Füße nehmen, anheben und ein Stück weiter rechts abstellen. Die Flasche wieder zwischen die Füße nehmen, anheben und zurückstellen. Seitenwechsel.

Plastikflaschen

Die Flasche hinlegen und zwischen beiden Füßen hin- und herrollen.

Die Flasche vor die Füße legen. Die Fußsohle über die Flasche abrollen lassen – von der Ferse bis zu den Zehen und wieder zurück. Danach mit dem anderen Fuß wiederholen.

Ebenso. Der Weg soll dabei so lang wie möglich sein.

Die Flasche vor die Füße legen. Beide Fußsohlen auf die Flasche legen und von den Fersen bis zu den Zehen über die Flasche rollen und wieder zurück. Wiederholen.

Bewegen mit Alltagsgegenständen

Flaschen-Samba

Ziel
- Stärkung der Arm- und Handmuskulatur
- Förderung der koordinativen Fähigkeiten

Material
- pro Person 2 leere Plastikflaschen (0,5 l)
- Reis
- Spanisches Volkslied: „La Cucaracha" (CD/Internet)

Vorbereitung

In jede Flasche wird etwas Reis gefüllt, sodass die Flasche beim Schütteln ein hörbares Geräusch macht. Der Deckel wird sehr fest zugedreht.

So wird's gemacht

Alle Teilnehmenden bekommen zwei „Flaschenrasseln". Leiten Sie folgende Bewegungen zu dem Lied „La Cucaracha". Anstatt vieler Erläuterungen ist es hilfreich, das Lied abzuspielen und die Bewegungen vorzutanzen. Die Teilnehmenden schauen sich die Abfolge nach und nach ab. Im Folgenden werden für den Refrain und die einzelnen Strophen Bewegungsvorschläge gemacht. In manchen Versionen gibt es einen instrumentalen Zwischenteil. Dieser kann zum rhythmischen Ausschütteln der Arme, Schultern und Hände genutzt werden.

Liedtext	Bewegungen	Varianten für fitte Teilnehmende
La cucaracha, la cucaracha Ya no puede caminar Porque no tiene, porque le falta Una pata para andar	Mit einer Flasche in jeder Hand den Oberkörper rhythmisch-tänzerisch nach links und rechts bewegen.	Die Arme anwinkeln, Ellenbogen zur Seite heben und rhythmisch abwechselnd die Schultern vor- und zurückbewegen.
Una cucaracha grande Se pasea en la cocina Y la chancla de mi madre Le ha quitado una patita	Die Arme anwinkeln und die Unterarme vor dem Körper umeinanderkreisen lassen.	Ebenso, dabei die Arme hoch- und runterführen.

Plastikflaschen

La cucaracha, la cucaracha *Ya no puede caminar* *Porque no tiene, porque le falta* *Una pata para andar*	Mit einer Flasche in jeder Hand den Oberkörper rhythmisch-tänzerisch nach links und rechts bewegen.	Die Arme anwinkeln, Ellenbogen zur Seite heben und rhythmisch abwechselnd die Schultern vor- und zurückbewegen.
Esta coja cucaracha *Nunca se da por vencida* *Y aunque le falte una pata* *Baila siempre en la cocina*	Den rechten und linken Unterschenkel im Wechsel nach vorn strecken und zurückführen.	„Sambaschritt" mit den Füßen: einen Schritt vor und einen zurück.
Tiene tanta mala pata *Esta pobre señorita* *Que mi padre con su chancla* *Le ha quitado otra patita*	Die Flaschen durch Bewegung vor dem Körper zum Rasseln bringen.	Die Flaschen durch Bewegung über dem Kopf zum Rasseln bringen.
La cucaracha, la cucaracha *Ya no puede caminar* *Porque no tiene, porque le falta* *Las dos patitas de atrás*	Mit einer Flasche in jeder Hand den Oberkörper rhythmisch-tänzerisch nach links und rechts bewegen.	Die Arme anwinkeln, Ellenbogen zur Seite heben und rhythmisch abwechselnd die Schultern vor- und zurückbewegen.
Enfadada y muy molesta *Llamó a todas sus amigas* *„Ay, pronto haremos una fiesta* *En medio de la cocina"*	Die Arme nach links und rechts öffnen, dabei mit den Flaschen rasseln und wieder zurückführen.	Die Arme nach links und rechts öffnen, dabei mit den Flaschen rasseln, über dem Kopf zusammenführen und wieder rasselnd nach unten bewegen.
La cucaracha, la cucaracha *Ya no puede caminar* *Porque no tiene, porque le falta* *Las dos patitas de atrás*	Mit einer Flasche in jeder Hand den Oberkörper rhythmisch-tänzerisch nach links und rechts bewegen.	Die Arme anwinkeln, Ellenbogen zur Seite heben und rhythmisch abwechselnd die Schultern vor- und zurückbewegen.
Las cucarachas, las cucarachas *Nunca paran de bailar* *Aunque no tengan, aunque les falten* *Las dos patitas de atrás* *Se acabó*	Arme locker hängen lassen, die Schultern kreisen lassen.	Hände mit den Flaschen auf die Schultern legen und die Ellenbogen kreisen lassen.

Bewegen mit Alltagsgegenständen

Flaschendrehen

Ziel	• Trainieren der Beweglichkeit
	• Förderung der koordinativen Fähigkeiten
Material	• 1 leere Flasche (1 l)

So wird's gemacht

Machen Sie eine einfache kleine Bewegungsübung vor, z.B. den Arm ausstrecken, ein Bein anheben, mit den Zehen wackeln. Alle Teilnehmenden machen sie nach. Nehmen Sie nun die Flasche, legen Sie sie in die Kreismitte und drehen Sie sie mit Schwung. Die Person, auf die am Ende der Flaschenkopf zeigt, hat die Aufgabe, eine neue Übung vorzumachen. Alle machen sie nach. Dann wird die Flasche erneut gedreht usw. Die Übungen dürfen sich nicht wiederholen.

Variante für fitte Teilnehmende

Die Übungen werden im Stehen ausgeführt. Wenn sich die Flasche dreht, setzen sich alle wieder auf ihre Stühle.

Putzschwämme

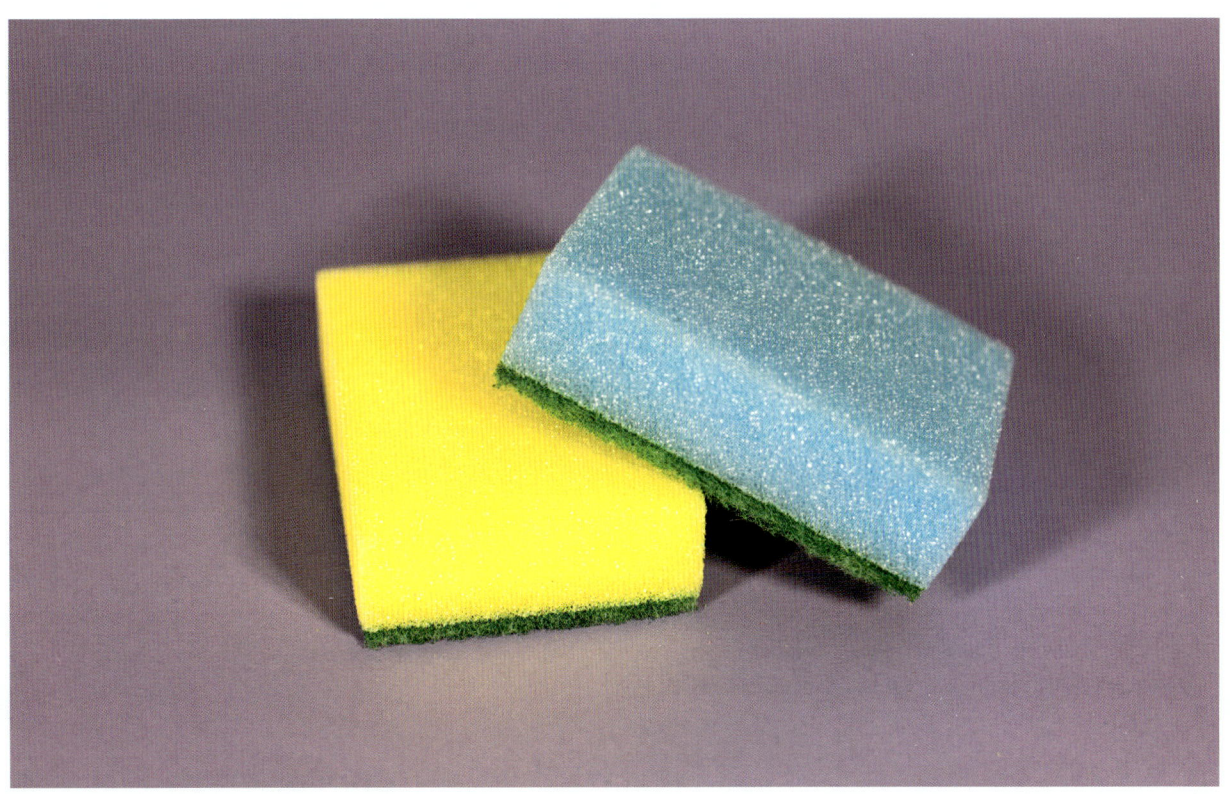

Putzschwämme kosten nicht viel und können als Bewegungsgeräte immer wieder verwendet werden. Es gibt sie in verschiedenen Farben. Für manche Bewegungsspiele sind unterschiedliche Farben von Vorteil.

Bewegen mit Alltagsgegenständen

Ich putze meine Wohnung

Ziel	• Stärkung der Konzentration • Förderung der koordinativen Fähigkeiten
Material	• pro Person 1 Putzschwamm

So wird's gemacht

Alle Teilnehmenden bekommen einen Putzschwamm. Reihum sagt jede Person: „Ich habe heute Putztag und … (z.B.: wische den Tisch ab)." Dazu macht sie oder er eine entsprechende Bewegung mit dem Schwamm, die die anderen nachmachen. Selbstverständlich dürfen alle mithelfen, wenn jemandem keine neue Bewegung mit dem Schwamm einfällt. Es dürfen auch außergewöhnliche Ideen geäußert werden.

Beispiele:

- einen Fleck auf der Schulter wegrubbeln
- die Schuhe putzen
- einen Schuh der Nachbarin putzen
- Armlehne des Stuhls abwischen
- imaginäres Fenster putzen
- imaginäres Waschbecken putzen
- imaginäres Geschirr waschen
- mit dem imaginären Staubwedel die Zimmerecken entstauben

…

Variante für fitte Teilnehmende

Jede Person wiederholt die Putzbewegungen der anderen und fügt selbst eine hinzu – nach dem Prinzip des Spiels „Ich packe meinen Koffer". Der zu wiederholende Satz ist hier: „Ich habe heute Putztag und …".

Schwammgymnastik

Ziel	• Stärkung der Hand- und Fingermuskulatur
Material	• pro Person 2 Putzschwämme • Musik (CD/Internet)

So wird's gemacht

Jede Person bekommt zwei Putzschwämme. Leiten Sie folgende Übungen an.

Übungen

Jede Hand hält einen Schwamm. Die Schwämme mehrmals zusammendrücken und die Hände wieder öffnen. Dabei die Arme langsam nach vorn ausstrecken und wieder zurückführen, danach die Arme langsam auf Schulterhöhe zur Seite führen und zurück zur Ausgangsposition.

Einen Schwamm auf jeden Oberschenkel legen, locker die Finger darauflegen und „Klavier spielen".

Einen Schwamm zwischen die Handflächen nehmen. Die Ellenbogen sind angewinkelt. Nun die Hände kräftig zusammendrücken und Druck wieder lösen.

Varianten für fitte Teilnehmende

Jede Hand hält einen Schwamm. Die Schwämme mehrmals zusammendrücken und die Hände wieder öffnen. Dabei die Arme langsam in großen Kreisen erst nach vorn und dann nach hinten führen. Richtungswechsel.

Einen Schwamm auf jeden Oberschenkel legen. Über Kreuz die Hände darauflegen und mit der linken Hand in den Schwamm (also gegen den Oberschenkel) drücken. Die Spannung einen Moment halten. Dann entsprechend mit der rechten Hand drücken.

Einen Schwamm zwischen die Handflächen nehmen. Die Ellenbogen sind angewinkelt. Nun die Hände kräftig zusammendrücken. In dieser Position die Hände vor dem Körper auf und ab bewegen.

Bewegen mit Alltagsgegenständen

Jeweils einen Schwamm zwischen Oberarm und Körperseite klemmen. Beide Oberarme gleichzeitig an den Körper drücken und Druck lösen.

Einen Schwamm zwischen die Knie klemmen. Die Knie zusammendrücken und Druck lösen.

Den Schwamm abwechselnd unter dem rechten und dem linken Bein hindurchgeben. Das Bein darf dabei angehoben werden.

Die Schwämme vor sich auf den Boden legen. Abwechselnd den rechten und linken Fuß in den Schwamm drücken. Dabei jeweils den ganzen Fuß auf den Schwamm stellen.

Einen Schwamm mit den Füßen in die Kreismitte schießen.

Jeweils einen Schwamm zwischen Ellenbogen und Körperseite klemmen. Beide Ellenbogen gleichzeitig an den Körper drücken. Die Spannung einen Moment halten und lösen.

Einen Schwamm zwischen die Knie klemmen. Die Knie zusammendrücken, Fersen hochziehen und absetzen. Zehenspitzen hochziehen und absetzen. Spannung lösen.

Den Schwamm unter beiden Beinen hindurchgeben. Richtungswechsel.

Schwämme auf den Boden legen, abwechselnd mit der Fußspitze und Ferse gegen den Schwamm drücken. Wenn der linke Fuß die Ferse aufsetzt, setzt der rechte Fuß die Fußspitze auf und umgekehrt.

Einen Schwamm mit den Füßen aufnehmen und ihn in die Kreismitte befördern.

Bunte Schwämme

Ziel	• Förderung der Konzentrationsfähigkeit • Förderung der koordinativen Fähigkeiten • Förderung der Ausdauer
Material	• 1 große Tasche/Beutel • 1 blauer Schwamm • 1 gelber Schwamm • 1 roter Schwamm

Vorbereitung

Die Schwämme werden in die Tasche/den Beutel gesteckt.

So wird's gemacht

Zeigen Sie den Teilnehmenden folgende Bewegungen. Diese Bewegungen sollen ausgeführt werden, wenn einer der Schwämme hochgehalten wird:

- roter Schwamm ➡ abwechselnd mit der rechten und linken Faust nach vorn boxen (Merkhilfe: Rot – Gefahr – boxen)
- blauer Schwamm ➡ Brustschwimmbewegungen machen (Merkhilfe: Blau – Meer – schwimmen)
- gelber Schwamm ➡ die Unterarme vor dem Oberkörper umeinanderkreisen lassen (Merkhilfe: Gelb – Sonne – Sonne wird von der Erde umkreist)

Diese Verknüpfungen werden so lange geübt, bis alle sie beherrschen.

Alle beginnen, auf der Stelle zu gehen. Gehen Sie mit dem Beutel zu einer Person. Lassen Sie diese einen Schwamm hervorziehen und halten Sie ihn in die Luft. Schnell müssen alle die dazugehörige Bewegung machen und dabei weiter auf der Stelle gehen.

Varianten für fitte Teilnehmende

Im Sitzen „auf der Stelle laufen" und …

- roter Schwamm ➡ rechte Hand tippt auf linke Schulter
- blauer Schwamm ➡ linke Hand tippt auf rechte Schulter
- gelber Schwamm ➡ Hände über Kreuz auf die Knie legen

Schwammwurf

Ziel	• Förderung der koordinativen Fähigkeiten
Material	• pro Person 2 Putzschwämme
	• 1 Wäschekorb
	• 2 Eimer
	• 2 bis 3 Schuhkartondeckel

Vorbereitung

Der Wäschekorb und die Eimer werden in der Kreismitte aufgestellt.

So wird's gemacht

Jede Person bekommt zwei Putzschwämme. Nacheinander versuchen alle, ihre Schwämme in einen der Behälter in der Kreismitte zu werfen.

Teilen Sie die Schwämme anschließend wieder aus und es darf erneut geworfen werden.

Variante für fitte Teilnehmende

Die Hälfte der Gruppe wirft in einen in der Mitte stehenden Wäschekorb. Zwei oder drei Teilnehmende stehen dabei in der Kreismitte und versuchen, die Schwämme mit einem Schuhkartondeckel abzufangen.

Chiffontücher

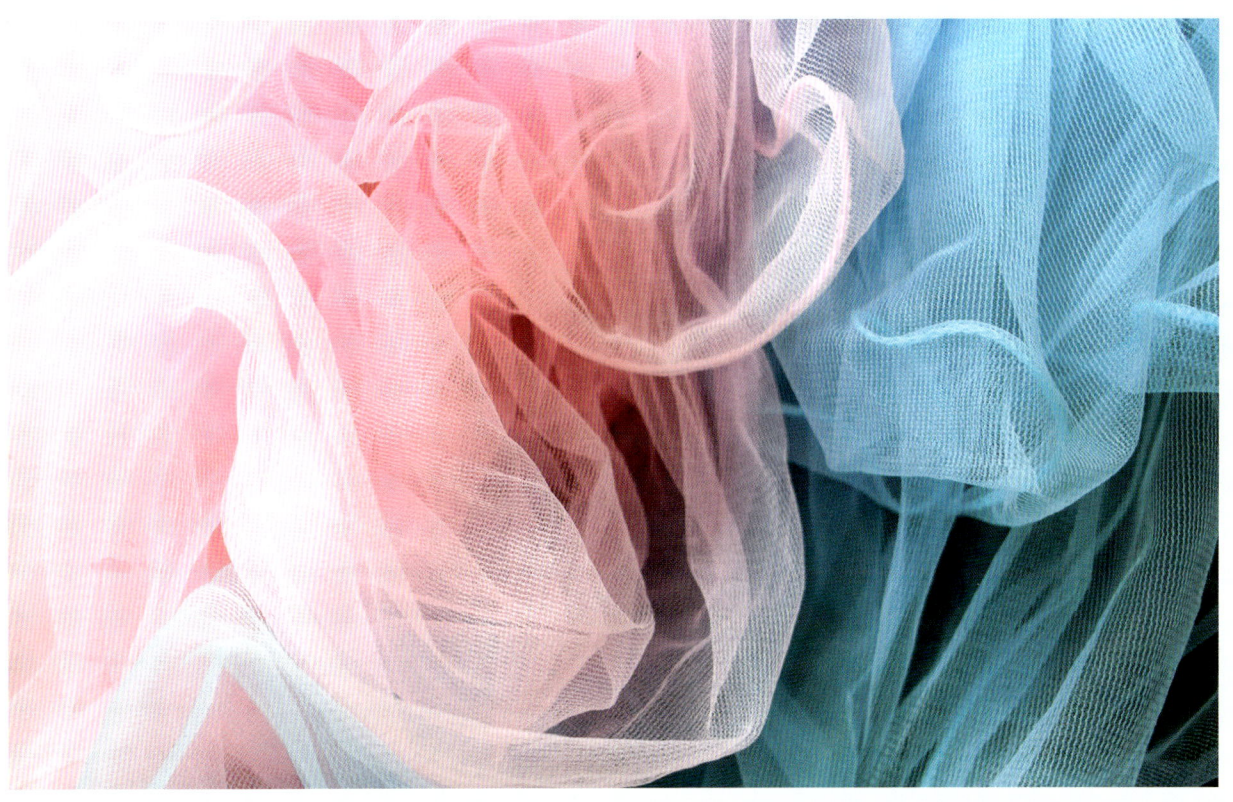

Chiffontücher werden im Handel auch als Jongliertücher bezeichnet. In großen Mengen kosten sie ca. 60 Cent pro Stück. Alternativ können auch andere leichte Tücher (z.B. Seidentücher) benutzt werden.

Bewegen mit Alltagsgegenständen

Summ, summ, summ ...

Ziel	• Stärkung der Hand- und Armmuskulatur
	• Förderung der koordinativen Fähigkeiten
	• Förderung der Konzentration
Material	• pro Person 1 Chiffontuch

So wird's gemacht

Das Tuch wird in die Hände genommen und mit den Fingern so klein zusammengeknüllt, dass es vollständig von beiden Händen umschlossen wird.

Leiten Sie das Lied „Summ summ summ" mit folgenden Bewegungen an. Jede Bewegung wird so oft wiederholt, bis der dazugehörige Liedtext vorbei ist.

Liedtext	Bewegungen
Summ, summ, summ! Bienchen, summ herum!	Die Hände (die das Tuch umschließen) beschreiben eine Acht vor dem Körper.
Ei, wir tun dir nichts zu Leide, flieg nur aus in Wald und Heide!	Die Arme werden so weit gestreckt, dass die Hände noch zusammenbleiben können, und wieder zum Oberkörper zurückbewegt.
Summ, summ, summ! Bienchen, summ herum! Summ, summ, summ! Bienchen, summ herum!	Die Hände beschreiben eine Acht vor dem Körper.
Such in Blumen, such in Blümchen dir ein Tröpfchen, dir ein Krümchen!	Die Hände werden langsam geöffnet, wobei die kleinen Finger zusammenbleiben.
Summ, summ, summ! Bienchen, summ herum! Summ, summ, summ! Bienchen, summ herum!	Die Hände beschreiben eine Acht vor dem Körper, wobei die Hände wie eine Schale geöffnet sind und das Tuch sichtbar ist.

Chiffontücher

Kehre heim mit reicher Habe, bau uns manche volle Wabe!

Das Tuch wird mit einer Hand am Rand festgehalten. Die Teilnehmenden „winken" mit dem Tuch.

Summ, summ, summ! Bienchen, summ herum!

Mit dem Tuch eine Acht vor dem Körper beschreiben.

Variante für fitte Teilnehmende

Die Bewegungen werden im Stehen ausgeführt. Es werden möglichst hohe und weite Bewegungen gemacht.

Bewegen mit Alltagsgegenständen

Walzergymnastik

Ziel	• *Stärkung der Muskulatur*
	• *Förderung der Beweglichkeit*
	• *Förderung der koordinativen Fähigkeiten*
Material	• *pro Person 1 Chiffontuch*
	• *Musik im Walzertakt (CD oder Internet)*

So wird's gemacht

Leiten Sie folgende Bewegungen zu Musik im Walzertakt an (3/4-Takt).

Bewegungen

Das Tuch in die rechte Hand nehmen und mit dem ganzen Arm vor- und zurückschwingen.

Seitenwechsel.

Immer, wenn das Tuch beim Schwingen vorn ist, wird es der anderen Hand übergeben.

Das Tuch mit der linken Hand auf die rechte Schulter werfen und über die Schulter nach vorn ziehen.
Seitenwechsel.

Das Tuch hochwerfen und auffangen.

Varianten für fitte Teilnehmende

In Schrittstellung aufstellen. Das rechte Bein steht vorn. Das Tuch in die rechte Hand nehmen und mit dem ganzen Arm vor- und zurückschwingen. Dabei das Gewicht auf den rechten Fuß verlagern, wenn das Tuch vorn ist, und auf den linken, wenn das Tuch hinten ist.
Seitenwechsel.

Immer, wenn das Tuch beim Schwingen vorn ist und wenn es hinten ist, wird es jeweils in die andere Hand übergeben.

Das Tuch mit der linken Hand auf die rechte Schulter werfen und über den gestreckten rechten Arm ziehen.
Seitenwechsel.

Das Tuch hochwerfen und abwechselnd mit der rechten und der linken Hand auffangen.

Chiffontücher

Pause: Die Musik ausschalten. Das Tuch auf die Beine legen und die Hände und Arme ausschütteln.

Alle Teilnehmenden halten ihr Tuch in der rechten Hand und strecken seitlich den Arm aus. Die jeweilige rechte Nachbarperson greift das Ende des herunterhängenden Tuches mit ihrer linken Hand. So entsteht ein Kreis. Die Musik wird wieder eingeschaltet.

Alle schwingen im Gruppenrhythmus die Tücher vor und zurück.

Die Tücher werden ruhig gehalten und alle neigen den Oberkörper nach rechts und kommen zurück zur Mitte. Dann neigen alle den Oberkörper nach links und kommen zurück zur Mitte.

Pause: Die Musik ausschalten. Das Tuch auf dem Boden ablegen und den ganzen Körper im Stand ausschütteln.

Ebenso.

Die Teilnehmenden stehen in Schrittstellung und schwingen im Gruppenrhythmus die Tücher vor und zurück. Dabei wird das Gewicht entsprechend auf den rechten und auf den linken Fuß verlagert.

Die Beine parallel etwas mehr als hüftbreit aufstellen und leicht in die Knie gehen. Alle neigen den Oberkörper nach rechts und kommen zurück zur Mitte. Dann neigen alle den Oberkörper nach links und kommen zurück zur Mitte.

Bewegen mit Alltagsgegenständen

Paar-Gymnastik

Ziel	• Förderung der koordinativen Fähigkeiten
	• Förderung der Fähigkeit, sich auf einen Partner oder eine Partnerin einzustellen
Material	• pro Person 1 Tuch
	• aktivierende Musik (CD/Internet)

Vorbereitung

Jeweils zwei Stühle werden, einander zugewandt, mit einem halben Meter Abstand aufgestellt.

So wird's gemacht

Die Teilnehmenden finden sich als Paare (A/B) zusammen und setzen sich gegenüber auf zwei Stühle. Jede Person bekommt ein Tuch. Geben Sie folgende Bewegungsaufgaben vor, deren Umsetzung von aktivierender Musik begleitet wird.

Bewegungsaufgaben

A streckt einen Arm nach vorn aus und B umkreist diesen Arm mit einem Tuch, das mit beiden Händen festgehalten wird.

B wirft A ein Tuch zu. A fängt es und wirft es zurück usw.

A und B nehmen ihr Tuch in die rechte Hand und schwingen es mit gestrecktem Arm vor und hinter den Körper. Dabei wird ein Rhythmus gefunden, bei dem die Tücher sich vorn treffen.

Varianten für fitte Teilnehmende

A und B strecken den linken Arm nach vorn aus. Beide Personen umkreisen den ruhig gehaltenen Arm des anderen mit einem Tuch.

A und B werfen sich gleichzeitig gegenseitig ihr Tuch zu und wieder zurück.

Ebenso. Die sich treffenden Tücher werden losgelassen und in der Luft getauscht.

Chiffontücher

A und B sitzen fest auf der Stuhlsitzfläche und haben beide Füße mit der ganzen Fußsohle etwas mehr als hüftbreit aufgestellt. Sie halten in jeder Hand einen Zipfel eines der beiden Tücher fest. Nun bewegt sich A etwas zurück und zieht damit B (mit geradem Rücken) sanft nach vorn. Danach erfolgt dasselbe umgekehrt.

Selbige Ausgangslage. A lehnt sich mit dem Rumpf und geradem Rücken nach rechts, B nach links, wobei die Arme nach oben bewegt werden, sodass diese ein Fenster bilden. Danach zur jeweils anderen Seite neigen und „durch das Fenster gucken".

Selbige Ausgangslage. A und B bewegen ihre Ellenbogen gegengleich zurück und vor. Ein gemeinsamer Bewegungsrhythmus entsteht (wie bei einer Lokomotive).

Die Tücher werden übereinandergelegt. A und B halten jeweils zwei Ecken fest, sodass die beiden Tücher zwischen ihnen gespannt sind. Die gespannten Tücher werden gemeinsam in einem großen Kreis vor dem Körper bewegt. Richtungswechsel.

A und B winken sich mit dem Tuch noch einmal zu: Das Tuch dabei erst in die eine und dann in die andere Hand nehmen.

A und B sitzen fest auf der Stuhlsitzfläche und haben beide Füße mit der ganzen Fußsohle etwas mehr als hüftbreit aufgestellt. Sie halten in jeder Hand einen Zipfel eines der beiden Tücher fest. A und B heben jeweils einen beliebigen Fuß an. Nun bewegt sich A etwas zurück und zieht damit B (mit geradem Rücken) sanft nach vorn. Danach erfolgt dasselbe umgekehrt mit einem Fußwechsel. Wer sein Gleichgewicht und die Bauch- und Rückenmuskulatur so richtig herausfordern möchte, kann beide Füße anheben.

Dasselbe im Stand.

Dasselbe, nur dass der Rumpf sich bei einem geraden Rücken stets in die Richtung mitdreht, in der der Ellenbogen nach hinten geführt wird.

Dasselbe im Stand. Der ganze Körper kommt bei dieser Kreisbewegung zum Einsatz: Je nach körperlichen Möglichkeiten gehen A und B in die Knie, lehnen sich zu den Seiten und gehen auf die Zehenspitzen, wenn das Tuch oben ist.

Wenn die Teilnehmenden ihre Schuhe (und Strümpfe) ausziehen möchten, legen sie das Tuch vor sich, greifen es mit den Zehen und winken einander mit dem Tuch zu.

Bewegen mit Alltagsgegenständen

Ganz verflixte Putzarbeiten

Ziel	• Förderung der koordinativen Fähigkeiten
Material	• pro Person 2 Tücher

So wird's gemacht

Alle Teilnehmenden halten in jeder Hand ein Tuch. Leiten Sie folgende pantomimische Koordinationsübungen an. Geben Sie jeweils nach einigen Wiederholungen einen Handwechsel vor.

- Mit einer Hand eine Tischplatte wischen.
- Nun gleichzeitig mit der anderen ein Fenster putzen.
- Mit der einen Hand immer wieder das Tuch ausdrücken.
- Nun gleichzeitig mit der anderen Hand in Kreisbewegungen einen Lampenschirm entstauben.
- Mit der einen Hand einen Fleck auf dem Oberschenkel in kleinen kreisenden Bewegungen wegwischen.
- Nun gleichzeitig mit der anderen Hand das (Staub-)Tuch ausschütteln (der gestreckte Arm wird auf- und abgeführt).
- Mit der einen Hand jemandem zuwinken, indem die Hand auf und ab bewegt wird.
- Nun gleichzeitig mit der anderen Hand ebenfalls winken, indem das Tuch von links nach rechts und zurück bewegt wird.

Variante für fitte Teilnehmende

Wer die oben genannten Übungen mit Seitenwechsel sehr gut kann, kann als weitere Herausforderung dazu ein Bein etwas anheben und den Fuß kreisen lassen.

Schuhkartons

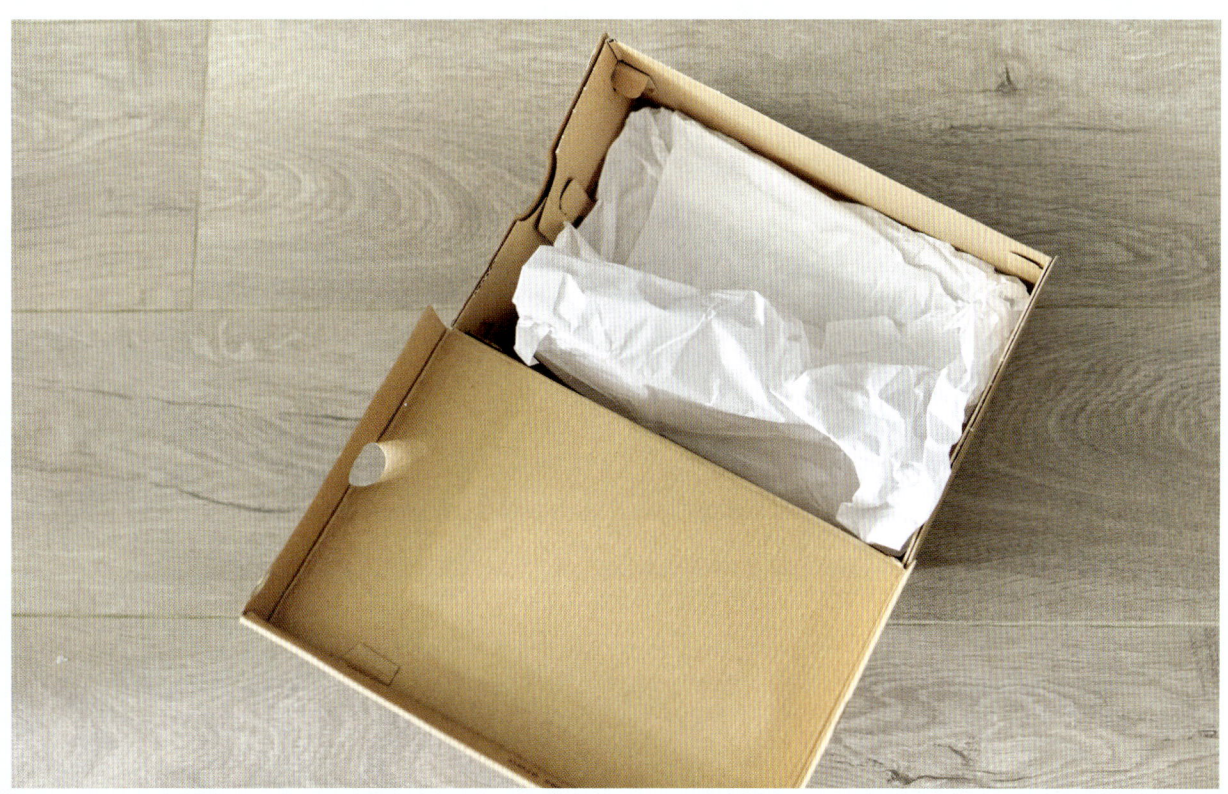

Viele Schuhläden haben leere Schuhkartons vorrätig, die sie gerne an Einrichtungen abgeben, die sie gebrauchen können. Alternativ können Schuhkartons auch per Aushang gesammelt werden.

Bewegen mit Alltagsgegenständen

Eiskunstlauf

Ziel	• Förderung der koordinativen Fähigkeiten • Förderung der Beweglichkeit • Kräftigung der Bein- und Fußmuskulatur
Material	• pro Person 1 Schuhkartondeckel • glatter Boden (kein Teppich, keine rauen Fliesen) oder pro Person 1 Stück einer Wachstuchdecke (ca. 1 x 1 m) • Musik: „Schneewalzer" (CD oder Internet)

Vorbereitung

Wer möchte, kann seine Schuhe ausziehen. Wird Gebrauch von Wachstuchdecken gemacht, bitte entsprechende Stücke zurechtschneiden und vor jedem Stuhl am Boden fixieren.

So wird's gemacht

Die Teilnehmenden legen den Schuhkartondeckel mit der Innenseite nach oben vor sich ab. Leiten Sie zur Musik „Schneewalzer" folgende Bewegungen an. Schauen Sie, dass alle Teilnehmenden die Bewegungen umsetzen können, und sagen Sie jeweils nach einer Weile den nächsten Bewegungswechsel an.

- Den rechten Fuß in den Deckel setzen und den Deckel auf dem Boden im Kreis bewegen. Die Arme dabei zu beiden Seiten ausstrecken.
- Dasselbe mit dem linken Fuß.
- Der Kartondeckel wird mit dem rechten Fuß vor- und zurückgeschoben. Dabei geht der linke Arm jeweils gestreckt nach vorn und der rechte nach hinten.
- Dasselbe entgegengesetzt mit dem linken Fuß.
- Der Kartondeckel wird vom linken zum rechten Fuß bewegt und zurück. Dabei wird der linke Fuß in den Deckel gestellt und zum rechten Fuß geführt. Dann wird der Fuß gewechselt usw. Die Arme dabei tänzerisch mitbewegen.

Es folgen Wiederholungen der Bewegungssequenzen.

Varianten für fitte Teilnehmende

- Beide Fußspitzen in den Deckel stellen und eine liegende Acht auf dem Boden beschreiben. Die Arme dabei zu den Seiten strecken und die Hände kreisen.
- Den linken Fuß in den Deckel stellen und in einem Halbkreis über den rechten Fuß führen, sodass sich die Unterschenkel kreuzen. Dabei bewegt sich der linke Arm in dieselbe Richtung und der Oberkörper neigt sich mit. Die Position wieder auflösen und dasselbe in die andere Richtung machen.
- Im Stand: Das Körpergewicht auf das linke Bein verlagern und den rechten Fuß in den Deckel setzen. Den Deckel tänzerisch über den Boden gleiten lassen. Dasselbe mit dem anderen Fuß. Ggf. den Stuhl so hinstellen, dass sich die Person an der Rückenlehne abstützen kann.

Bewegen mit Alltagsgegenständen

Schlitterspiel

Ziel	• Förderung der koordinativen Fähigkeiten
Material	• 1 bis 2 Schuhkartondeckel

Vorbereitung

Die Stühle werden in einem engen Kreis aufgestellt.

So wird's gemacht

Die Teilnehmenden stoßen abwechselnd mit dem Fuß den Schuhkartondeckel an, sodass er sich über den Boden durch den Kreis zu einer anderen Person bewegt. Ein zweiter Deckel kann dazugenommen werden.

Variante für fitte Teilnehmende

Das Spiel wird im Stand gespielt.

Schuhkartons

Bei wem liegt der Schuh im Karton?

Ziel	• Stärkung der koordinativen Fähigkeiten
Material	• Schuhkartons mit Deckel (für die Hälfte der Teilnehmenden)
	• 1 Überschuh aus Papier
	• anregende Musik (CD oder Internet)

Vorbereitung

In einen Schuhkarton wird der Überschuh aus Papier gelegt. Der Deckel wird geschlossen.

So wird's gemacht

Jede zweite Person bekommt einen Schuhkarton. In einem der Kartons befindet sich der Überschuh – aber niemand weiß, in welchem. Zur Musik werden die Kartons nun in Kreisrichtung herumgegeben. Die Musik stoppt und alle halten den Karton fest, den sie gerade in der Hand haben. Nun wird der Deckel vom Karton gehoben. Wer hat den Schuh?

Variante für fitte Teilnehmende

Die Hälfte der Teilnehmenden bekommt einen Schuhkarton. Alle verteilen sich im Raum. Zur Musik gehen die Teilnehmenden kreuz und quer durch den Raum und geben dabei immer wieder die Kartons weiter. Die Musik stoppt und die Kartons werden geöffnet. Wer hat den Schuh?

Bewegen mit Alltagsgegenständen

Luftballonakrobatik

Ziel
- *Förderung der koordinativen Fähigkeiten*
- *Kräftigung der Armmuskulatur*

Material
- *pro Person 1 Schuhkartondeckel*
- *pro Person 1 Luftballon*

Vorbereitung

Die Luftballons werden aufgepustet und verknotet.

So wird's gemacht

Alle Teilnehmenden bekommen einen Schuhkartondeckel und einen Luftballon. Leiten Sie folgende Übungen an:

- Den Luftballon auf dem Deckel balancieren.
- Den Luftballon auf dem Deckel auf- und abhüpfen lassen.
- Den Luftballon mit dem Deckel auf den Boden „prellen".
- Den Luftballon mit dem Deckel in der Luft halten, sodass er nicht auf den Boden kommt.
- …

Variante für fitte Teilnehmende

Die Teilnehmenden stellen sich in zwei Gruppen mit etwas Abstand zueinander auf. In der Mitte, zwischen den beiden Gruppen, wird eine Stuhlreihe als „Tennisnetz" aufgebaut. Die beiden Gruppen spielen sich einen Luftballon über die Stuhlreihe hinweg zu. Der Ballon darf ausschließlich mit dem Schuhkartondeckel berührt werden.

Handtücher

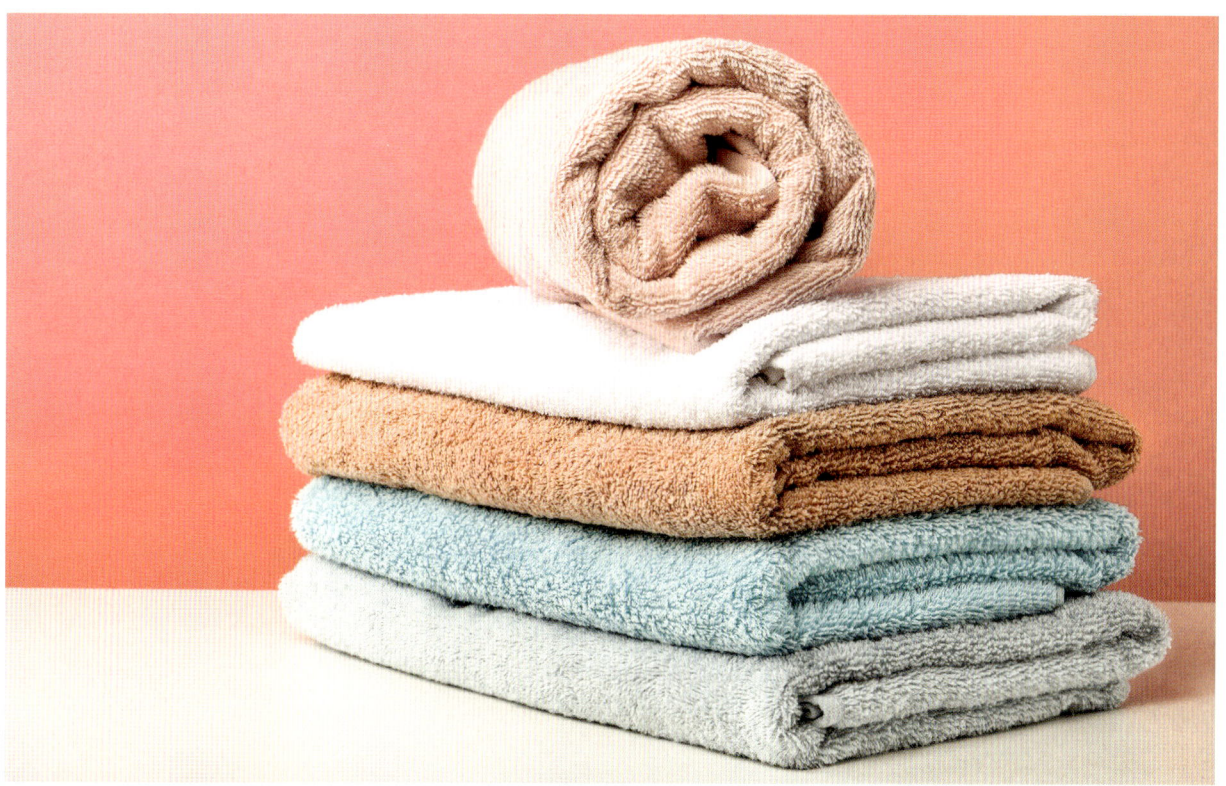

Für die Bewegungseinheiten eignen sich am besten Standardhandtücher (50 x 100 cm). In vielen Haushalten liegen unbenutzte Handtücher im Schrank, die sicher gerne für gute Zwecke abgegeben werden. Es ist auch möglich, dass die Teilnehmenden sich ein eigenes Handtuch zur entsprechenden Bewegungsstunde mitbringen.

Bewegen mit Alltagsgegenständen

Das ist ein …

Ziel	• Einstimmung • Förderung der Konzentration • Förderung der Kreativität
Material	• 1 Handtuch

So wird's gemacht

Zeigen Sie ein Handtuch und sagen Sie beispielsweise: „Das ist ein Dach!" Sie halten sich das Handtuch wie ein Dach über den Kopf. Dann geben Sie das Handtuch an die neben Ihnen sitzende Person weiter. Diese sagt: „Das ist ein …". Die Person denkt sich etwas aus, was das Handtuch darstellen kann, und verdeutlicht dies mit einer Geste oder Bewegung. Dann wird das Handtuch weitergegeben usw.

Beispiele:

Das ist …

- ein Kopfkissen (Handtuch falten und den Kopf darauf ablegen)
- ein Turban (Handtuch um den Kopf wickeln)
- eine Decke (Handtuch über die Beine legen)
- ein Umhang (Handtuch über den Rücken legen und an den Schultern festhalten)
- eine Gardine (Handtuch mit beiden Händen hochhalten)
- ein Verband (Handtuch um das Bein wickeln)
- …

Variante für fitte Teilnehmende

Nach dem Spielprinzip „Ich packe meinen Koffer" werden alle Nennungen und Bewegungen wiederholt und eine neue Bewegung angefügt.

Handtücher

Zeigt her eure Füße

Ziel	• Förderung der Konzentration
	• Förderung der koordinativen Fähigkeiten
Material	• pro Person 1 Handtuch
	• evtl. Lied „Zeigt her eure Füße" (CD/Internet)

So wird's gemacht

Alle Teilnehmenden bekommen ein Handtuch. Leiten Sie das bekannte Lied „Zeigt her eure Füße" mit den entsprechenden Bewegungen an.

Liedtext	Bewegungen	Varianten für fitte Teilnehmende
Zeigt her eure Füße, zeigt her eure Schuh und sehet den fleißigen Waschfrauen zu.	Das Handtuch auf die Oberschenkel legen. Die Füße abwechselnd nach vorn strecken und wieder abstellen.	Die Teilnehmenden stehen im Kreis. Sie halten das Handtuch mit beiden Händen fest. Abwechselnd die linke und rechte Ferse etwas vor dem Körper auf dem Boden aufsetzen. (Darauf achten, dass das jeweils andere Bein im Kniegelenk etwas gebeugt ist.)
Sie waschen, sie waschen, sie waschen den ganzen Tag. Sie waschen, sie waschen, sie waschen den ganzen Tag.	Das Handtuch vor den Körper halten, nach vorn in Richtung Boden beugen und federn.	Das Handtuch vor den Körper halten, abwechselnd nach vorn in Richtung Boden beugen und wieder hochkommen. Dabei, so gut es geht, eine Kniebeuge machen.

Bewegen mit Alltagsgegenständen

Zeigt her eure Füße, zeigt her eure Schuh, und sehet den fleißigen Waschfrauen zu	Das Handtuch auf die Oberschenkel legen. Die Füße abwechselnd nach vorn strecken und wieder abstellen.	Abwechselnd die linke und rechte Ferse etwas vor dem Körper auf dem Boden aufsetzen.
Sie wringen, sie wringen, sie wringen den ganzen Tag. Sie wringen, sie wringen, sie wringen den ganzen Tag.	Das Handtuch wringen.	Ebenso.
Zeigt her eure Füße, zeigt her eure Schuh, und sehet den fleißigen Waschfrauen zu	Das Handtuch auf die Oberschenkel legen. Die Füße abwechselnd nach vorn strecken und wieder abstellen.	Abwechselnd die linke und rechte Ferse etwas vor dem Körper auf dem Boden aufsetzen.
Sie hängen, sie hängen, sie hängen den ganzen Tag, sie hängen, sie hängen, sie hängen den ganzen Tag.	Das Handtuch vorn über den Kopf halten und so tun, als legte man es über eine Wäscheleine.	Ebenso. Wer möchte, kann dabei auf die Zehenspitzen gehen und dann den Fuß wieder absenken.
Zeigt her eure Füße, zeigt her eure Schuh, und sehet den fleißigen Waschfrauen zu.	Das Handtuch auf die Oberschenkel legen. Die Füße abwechselnd nach vorn strecken und wieder abstellen.	Abwechselnd die linke und rechte Ferse etwas vor dem Körper auf dem Boden aufsetzen.
Sie bügeln, sie bügeln, sie bügeln den ganzen Tag. Sie bügeln, sie bügeln, sie bügeln den ganzen Tag.	Das Handtuch auf den Oberschenkeln mit einer Hand „bügeln".	Zu zweit: Eine Person beugt sich mit geradem Rücken und gebeugten Knien vor. Dabei stützt sie sich mit den Händen auf den Oberschenkeln oder an einem stabilen Stuhl ab. Die andere Person legt beide Handtücher über den Rücken der ersten Person und „bügelt" mit der Hand darüber.

Handtücher

Zeigt her eure Füße, zeigt her eure Schuh und sehet den fleißigen Waschfrauen zu.	Die Füße abwechselnd nach vorn strecken und wieder abstellen.	Abwechselnd die linke und rechte Ferse etwas vor dem Körper auf dem Boden aufsetzen.
Sie singen, sie singen, sie singen den ganzen Tag. Sie singen, sie singen, sie singen den ganzen Tag.	Die Strophe wird laut und besonders fröhlich gesungen und es wird rhythmisch dazu in die Hände geklatscht.	Das Handtuch wird um die Schultern gelegt. Die Strophe wird laut und besonders fröhlich gesungen und es wird rhythmisch dazu in die Hände geklatscht.
Zeigt her eure Füße, zeigt her eure Schuh und sehet den fleißigen Waschfrauen zu.	Die Füße abwechselnd nach vorn strecken und wieder abstellen.	Abwechselnd die linke und rechte Ferse etwas vor dem Körper auf dem Boden aufsetzen.
Sie tanzen, sie tanzen, sie tanzen den ganzen Tag. Sie tanzen, sie tanzen, sie tanzen den ganzen Tag.	Rhythmisch-tänzerisch auf dem Stuhl bewegen. Das Tuch kann beim Tanzen miteinbezogen werden.	Auf der Stelle oder durch den Raum tanzen. Das Tuch kann beim Tanzen miteinbezogen werden.

Als Bewegungspause bietet es sich an, über den Inhalt des Liedes zu sprechen. Das Volkslied ist ca. 1860 entstanden. Wie hat sich das Wäschewaschen im Laufe der Zeit verändert? Waschfrauen waren Frauen, die gegen Bezahlung Wäsche für andere gewaschen haben. Hatten Sie auch eine Haushaltshilfe? Hat sich die Meinung über das Hausfrauendasein und Hausarbeit verändert? Seit wann gibt es auch Hausmänner?

Bewegen mit Alltagsgegenständen

Förderband

Ziel	• Förderung der koordinativen Fähigkeiten • Förderung der Anpassungsfähigkeit an eine andere Person
Material	• pro Paar 1 Handtuch • 1 Wasserball oder Zeitungsball (zerknülltes Zeitungspapier, mit Malerkrepp umwickelt) • 1 Luftballon • 1 Kuscheltier

Vorbereitung

Es werden jeweils zwei Stühle im Abstand einer Handtuchlänge einander gegenüber aufgestellt. Diese Stuhlpaare werden so angeordnet, dass zwei Stuhlreihen entstehen.

So wird's gemacht

Jedes sich gegenübersitzende Paar bekommt ein Handtuch und fasst es an den Ecken der kurzen Seite an, sodass es zwischen den beiden Personen gespannt ist. Legen Sie einen Wasserball/Zeitungsball auf das erste Handtuch. Dieser wird weitertransportiert auf das Handtuch des zweiten Paars usw., bis der Ball beim letzten Paar am Ende der Reihe angekommen ist. Der Ball wird zur Seite gelegt und ein Luftballon von Handtuch zu Handtuch befördert. In der letzten Runde wird ein Kuscheltier transportiert. Bei einer sehr großen Gruppe können mehrere Gegenstände gleichzeitig über das Förderband bewegt werden.

Varianten für fitte Teilnehmende

- Die Teilnehmenden stehen als Paar mit einem größeren Abstand zum nächsten Paar nebeneinander. Die Gegenstände müssen nun mit Schwung auf das Handtuch des Nachbarpaares befördert werden.
- In einer weiteren Runde wird jedes zweite Paar ausgelassen und der Gegenstand jeweils über ein Handtuch hinwegbefördert.

Besen

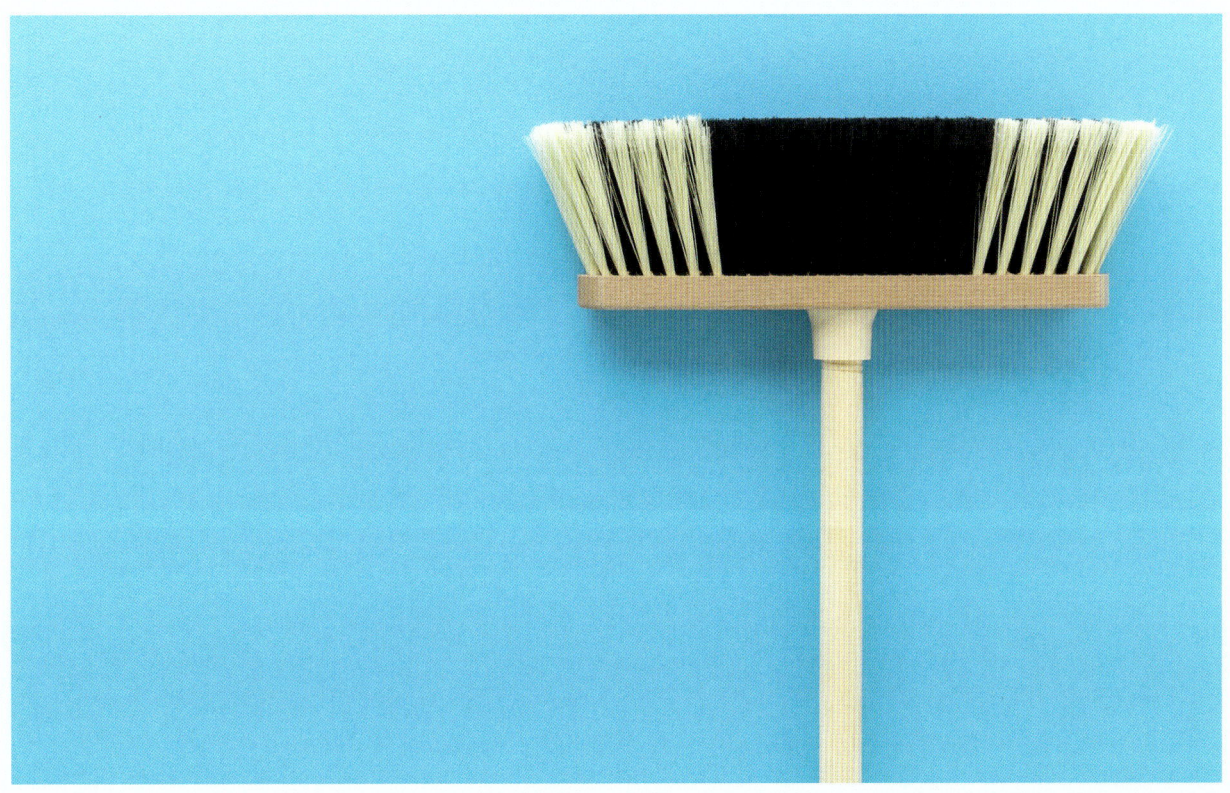

Besen können einmalig gekauft werden. Die Besen sollten kurze Borsten haben, auch Schrubber sind geeignet. Als Sportgerät gehen sie nicht kaputt und können auch platzsparend gelagert werden.

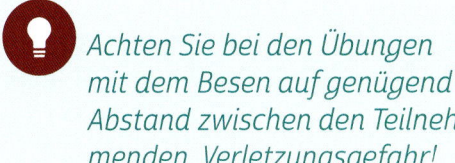

Achten Sie bei den Übungen mit dem Besen auf genügend Abstand zwischen den Teilnehmenden. Verletzungsgefahr!

Bewegen mit Alltagsgegenständen

Brüderchen, komm tanz mit mir

Ziel	• Stärkung der Armmuskulatur • Förderung der Konzentrationsfähigkeit
Material	• pro Person 1 Besen • evtl. Lied „Brüderchen, komm, tanz mit mir" (CD/Internet)

So wird's gemacht

Jede Person bekommt einen Besen und stellt ihn zwischen den Beinen vor sich auf dem Boden ab. Das Stiel-Ende zeigt dabei nach unten. Leiten Sie das bekannte Lied „Brüderchen, komm, tanz mit mir" mit den entsprechenden Bewegungen an.

Liedtext	Bewegung
Brüderchen, komm, tanz mit mir, beide Hände reich ich dir.	Den Besen (der stets auf dem Boden stehen bleibt) mit beiden Händen umfassen.
Einmal hin, einmal her,	Den Besen nach rechts und nach links neigen.
rundherum, das ist nicht schwer.	Den Besen einmal im Kreis bewegen, wobei das Stiel-Ende auf dem Boden stehen bleibt.
Mit dem Besen klipp, klipp, klapp,	Mit dem Besenende auf den Boden klopfen.
mit den Füßchen tripp, tripp, trapp.	Mit den Füßen im Takt auf den Boden stampfen.
Einmal hin, einmal her, rundherum, das ist nicht schwer.	Den Besenstiel nach rechts und nach links neigen und dann einmal im Kreis bewegen.
Mit dem Köpfchen nick, nick, nick,	Mit dem Kopf im Takt nicken.
mit den Fingerchen tick, tick, tick.	Mit den Fingern einer Hand gegen den Stiel klopfen.

Besen

Einmal hin, einmal her, *rundherum, das ist nicht schwer.*	Den Besenstiel nach rechts und nach links neigen und dann einmal im Kreis bewegen.
Ei, das hast du gut gemacht! *Ei, das hätt ich nicht gedacht!*	Dem Besen über die Borsten streichen.
Einmal hin, einmal her, *rundherum, das ist nicht schwer.*	Den Besenstiel nach rechts und nach links neigen und dann einmal im Kreis bewegen.
Noch einmal das schöne Spiel, *weil es mir so gut gefiel:*	Dem Besen über die Borsten streichen.
Einmal hin, einmal her, *rundherum, das ist nicht schwer.*	Den Besenstiel nach rechts und nach links neigen und dann einmal im Kreis bewegen.

Variante für fitte Teilnehmende

Das Bewegungslied wird im Stand durchgeführt. Beim Hin- und Herschwingen des Besens machen die Teilnehmenden einen Ausfallschritt zu der entsprechenden Seite.

Bewegen mit Alltagsgegenständen

Das bisschen Haushalt ...

Ziel	• Stärkung der Arm- und Rumpfmuskulatur • Förderung der koordinativen Fähigkeiten
Material	• pro Person 1 Besen • mehrere Pappteller/Schuhkartondeckel • Zeitungspapier • farbiges Klebeband • Musik (CD oder Internet): „Das bisschen Haushalt" (gesungen von Johanna von Kozcian, 1977)

Vorbereitung

Die Stühle werden in zwei Gruppen versetzt und einander gegenüber aufgestellt. Der Abstand der beiden Gruppen sollte ca. drei Meter betragen. In der Mitte zwischen den Gruppen wird eine Mittellinie gezogen (bzw. mit farbigem Klebeband auf den Boden geklebt). Das Zeitungspapier wird zu kleinen Bällen geknüllt.

So wird's gemacht

Alle Teilnehmenden bekommen einen Besen. Verteilen Sie auf jeder Seite um die Stühle herum ungefähr gleich viele Schuhkartondeckel, Pappteller und Zeitungsbälle. Wenn die Musik beginnt, versuchen beide Gruppen, die Materialien mit dem Besen über die Mittellinie zur anderen Seite zu schieben. Stoppt die Musik, ist das Spiel vorbei. Gewonnen hat die Mannschaft, die auf der „saubereren Hälfte" sitzt.

Variante für fitte Teilnehmende

Das Spiel wird im Stand gespielt und die Spielfelder sind größer.

Das Putzkommando

Ziel	• Förderung der koordinativen Fähigkeiten
	• Förderung der Reaktionsfähigkeit
Material	• pro Person 1 Besen

So wird's gemacht

Alle Teilnehmenden halten ihren Besen senkrecht in beiden Händen, die Borsten zeigen nach unten. Erläutern Sie folgende Übungen zu bestimmten Kommandos:

- Kommando „Schuhe putzen rechts": Mit dem Besen den linken Fuß der rechten Nachbarperson berühren.
- Kommando „Schuhe putzen links": Mit dem Besen den rechten Fuß der linken Nachbarperson berühren.
- Kommando „Kreisfegen": Den Besen mit beiden Händen festhalten und kleine Kreise auf den Boden „malen".
- Kommando „Besen hoch!": Den Besen hochhalten.

Stellen Sie sich in die Kreismitte drehen Sie sich um sich selbst. Dabei sagen Sie: „Kommando" und stoppen kurz darauf die Drehbewegung. Dabei zeigen Sie auf eine Person. Rufen Sie nun eins der eingeführten Kommandos. Die auserwählte Person muss nun schnell die entsprechende Bewegung ausführen. Drehen Sie sich anschließend erneut im Kreis und bestimmen Sie eine neue Person und ein Kommando, das ausgeführt werden soll. Nach ein paar Runden wird das Tempo erhöht.

Variante für fitte Teilnehmende

Alle Teilnehmenden stehen mit ihrem Besen im Kreis. Stellen Sie sich in die Kreismitte. Drehen Sie sich, zeigen Sie auf eine Person. Nun muss nicht nur die ausgewählte Person eine Aufgabe ausführen, sondern auch die linke und rechte Person neben ihr:

- Kommando „Besen hoch!": Die Nachbarn heben ihre Besen in die Höhe. Die Person in der Mitte macht nichts.
- Kommando „Schuhe putzen!": Die Person in der Mitte schrubbt mit dem Besen über ihre Schuhe und ihre beiden Nachbarn helfen ihr dabei.
- Kommando „Kreisfegen!": Die Person in der Mitte fegt vor sich im Kreis und die beiden Nachbarpersonen bewegen sich um ihren eigenen Besen im Kreis herum.

Bewegen mit Alltagsgegenständen

Wer hat den Keks aus der Dose geklaut?

| Ziel | • Förderung der Konzentrationsfähigkeit |
| Material | • pro Person 1 sauberer Besen |

So wird's gemacht

Die Teilnehmenden sitzen auf ihrem Stuhl, den Besen zwischen den Beinen auf dem Boden aufgestellt. Das Stiel-Ende zeigt nach unten. Nun wird ein gemeinsamer Rhythmus mit dem Besen auf den Boden geklopft. Eine Person beginnt und sagt im Klopfrhythmus:

- *„Wer hat den Keks aus der Dose geklaut? Frau Schubert (Beispiel) hat den Keks aus der Dose geklaut!"*
- Frau Schubert muss sofort reagieren und, ohne einen Takt auszulassen, im Gruppenrhythmus antworten: *„Wer ich?"*
- *„Ja, du!"*, antwortet im selben Rhythmus die erste Person.
- *„Niemals!* Herr Baier (Beispiel) *hat den Keks aus der Dose geklaut".*
- Nun muss Herr Baier schnell reagieren: *„Wer ich?"* usw.

Variante für fitte Teilnehmende

Entsprechend, aber mit einer kleinen Ergänzung:

- *„Wer hat den Keks aus der Dose geklaut? Frau Schubert (Beispiel) hat den Keks aus der Dose geklaut!"*
- Frau Schubert muss sofort reagieren und, ohne einen Takt auszulassen, im Gruppenrhythmus antworten: *„Wer ich?"*
- *„Ja, du!"*, antwortet im selben Rhythmus die erste Person.
- *„Niemals!"*, antwortet Frau Schubert.
- *„Wer dann?"*, fragt die erste Person.
- *„Herr Baier (Beispiel) hat den Keks aus der Dose geklaut."*
- Nun muss Herr Baier schnell reagieren: *„Wer ich?"* usw.

Bierdeckel

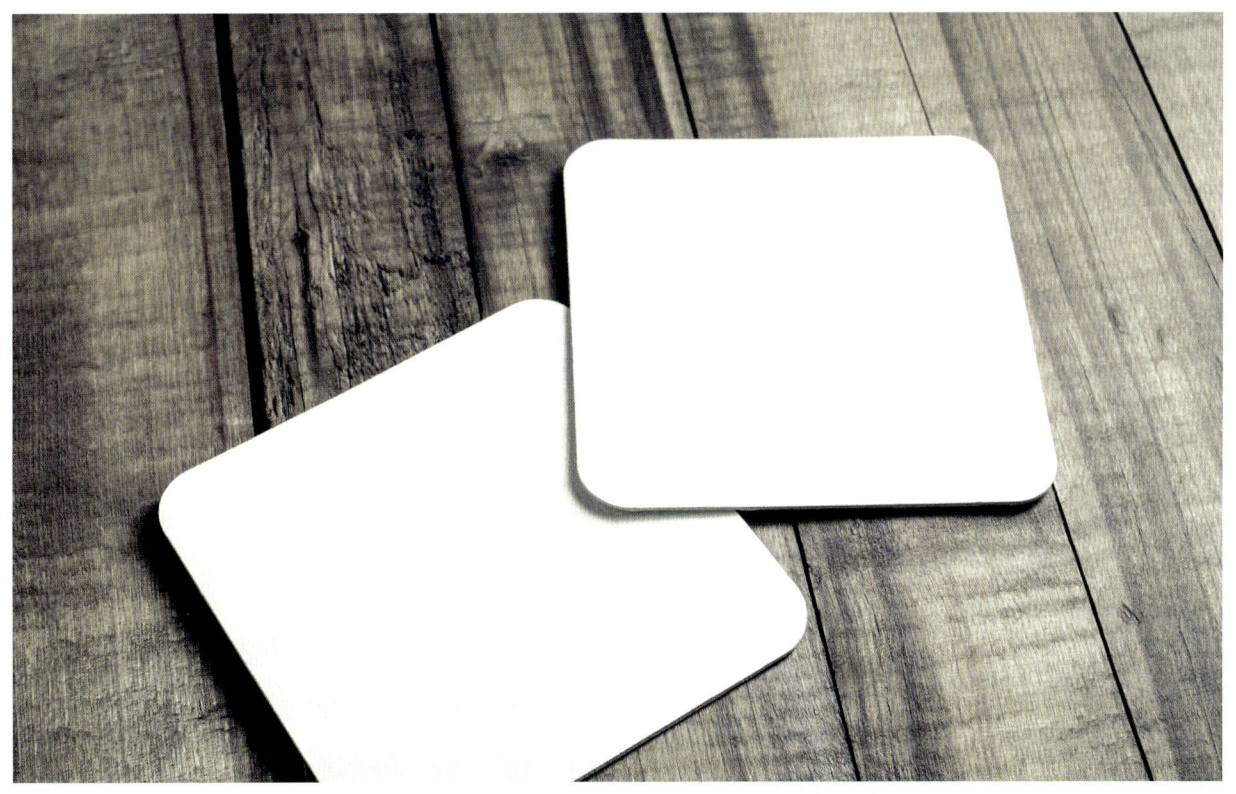

Bierdeckel bekommt man auf Anfrage als Spende eines freundlichen Gaststättenbetreibers oder sehr günstig im Handel. Sie können platzsparend als Bewegungsmaterial aufbewahrt werden und gehen bei den Spielen und Übungen nicht kaputt.

Bewegen mit Alltagsgegenständen

Der klebende Deckel

Ziel	• Förderung der koordinativen Fähigkeiten
	• Förderung der Anpassungsfähigkeit an eine andere Person
Material	• pro Person 1 Bierdeckel

Vorbereitung

Jeweils zwei Stühle werden einander gegenüber mit einem Abstand von ca. einem halben Meter aufgestellt.

Beobachten Sie während der Durchführung, ob allen Teilnehmenden dieser enge Körperkontakt angenehm ist. Ist dies nicht der Fall, sollte den jeweiligen Teilnehmenden angeboten werden, die Stühle weiter auseinanderzustellen. Die Übungen können auch ohne direkten Körperkontakt ausgeführt werden, wobei die Bierdeckel zur Seite gelegt und alle Bewegungen mit Abstand zueinander gemacht werden.

So wird's gemacht

Zwei sich gegenübersitzende Personen agieren zusammen. Alle haben einen Bierdeckel und bestreichen ihn imaginär mit Klebstoff, denn nun sollen die Deckel in Berührung mit der Hand bleiben. Die Teilnehmenden strecken beide Hände nach vorn aus. Die Ellenbogen bleiben leicht angewinkelt. Die Handflächen der gegenübersitzenden Personen legen sich aneinander. Zwischen den Handflächen liegt nun jeweils ein Bierdeckel, der durch den Händedruck an diesem Platz bleiben soll. Leiten Sie folgendes Lied mit entsprechenden Bewegungen an:

Gehen wir auf die Reise,
drehen wir uns im Kreise
wie ein großes Karussell,
mal langsam
und mal schnell, schnell, schnell.

- Die aneinandergelegten Handflächen der Paare beschreiben langsam Kreise in der Luft. Bei der Zeile „und mal schnell, schnell, schnell" werden die Bewegungen schneller. In der zweiten Runde erfolgt ein Richtungswechsel.
- Die Handflächen werden erneut aneinandergelegt, wobei die Arme gekreuzt wer-

den. Die Teilnehmenden müssen dafür wahrscheinlich auf der Sitzfläche ihres Stuhls weiter nach vorn rücken. Die Handflächen beschreiben wieder Kreise. In der zweiten Runde erfolgt ein Richtungswechsel.
- Der Bierdeckel wird zwischen das rechte Knie der einen und das linke Knie der anderen Person gelegt. Die Stühle werden dafür entsprechend nah zusammengerückt. Die Knie der Partner beschreiben gemeinsam Kreise. In der zweiten Runde erfolgt ein Richtungswechsel. Danach ist jeweils das andere Knie an der Reihe.
- Die Stühle werden weiter auseinandergestellt. Eine Person streckt den rechten Fuß vor, die andere Person den linken Fuß. Zwischen diese Füße wird der Bierdeckel gelegt. (Helfen Sie, wenn nötig, dabei.) Es werden Kreise ausgehend vom Hüftgelenk gemacht. In der zweiten Runde erfolgt ein Richtungswechsel. Danach ist jeweils der andere Fuß an der Reihe.

Varianten für fitte Teilnehmende

Die Übungen werden nach dem gleichen Prinzip im Stand durchgeführt:

- Den Bierdeckel zwischen den Händen halten.
- Den Bierdeckel zwischen den Ellenbogen halten.
- Den Bierdeckel zwischen den Schultern (Seite an Seite) halten.
- Die Teilnehmenden stehen nebeneinander und halten sich jeweils an einer Stuhllehne fest. Sie heben das jeweilige Bein, das der anderen Person am nächsten ist, und klemmen sich den Bierdeckel zwischen die Knie oder die Knöchel und bewegen das Bein leicht vor und zurück. Danach erfolgt ein Seitenwechsel.

Bewegen mit Alltagsgegenständen

Ich bin die einzige Person, die ...

Ziel	• Einstimmung
Material	• pro Person 1 Bierdeckel

So wird's gemacht

Alle Teilnehmenden bekommen einen Bierdeckel. Eine Person beginnt und sagt: „Ich bin die einzige Person im Raum, die ... kann." Die Person nennt eine (besondere) Aktion, die man mit dem Bierdeckel machen kann, und führt sie vor. Alle anderen versuchen, das Vorgeführte nachzumachen. Dann kommt die nächste Person an die Reihe usw., bis alle Teilnehmenden etwas vorgemacht haben.

Beispiele:

- den Bierdeckel auf dem Kopf balancieren
- den Deckel hochwerfen und auffangen
- den Deckel auf den Handrücken legen und den Arm bewegen
- den Deckel im Hosenbein verschwinden lassen
- den Deckel zwischen Kinn und Brustbein klemmen
- den Kopf in den Nacken legen und den Deckel auf der Stirn balancieren
- den Bierdeckel unter den Arm klemmen und dabei in die Hände klatschen
- den Deckel zwischen die Knöchel klemmen und die Unterschenkel auf und ab bewegen
- den Deckel auf einen Fuß legen und den Fuß bewegen
  ...

Variante für fitte Teilnehmende

Die Aktionen mit den Bierdeckeln werden im Stehen durchgeführt. So sind vielfältigere Bewegungen möglich.

Bierdeckel

Der Turm

Ziel	• Förderung der koordinativen Fähigkeiten
Material	• 1 leere Toilettenpapierrolle • pro Person 1 Bierdeckel

So wird's gemacht

Alle Teilnehmenden halten ihren Bierdeckel in der Hand. Eine leere Toilettenpapierrolle wird im Kreis herumgegeben. Jede Person legt ihren Bierdeckel obenauf und gibt ihn zusammen mit der Papprolle weiter. Wie hoch kann der Bierdeckelturm auf der Rolle wachsen? Fallen die Deckel hinunter, startet das Spiel an dieser Stelle von vorn.

Variante für fitte Teilnehmende

Die Stühle stehen weiter auseinander, ggf. müssen die Teilnehmenden aufstehen, um die Papprolle der neben ihnen sitzenden Person zu überreichen.

Bewegen mit Alltagsgegenständen

Zahlen-Tanz

Ziel	• Stärkung der Merkfähigkeit
	• Förderung der Konzentration
	• Förderung der koordinativen Fähigkeiten
Material	• pro Person 1 Bierdeckel
	• Musik im 4/4-Takt, (CD/Internet), z.B. „Ich war noch niemals in New York" von Udo Jürgens oder „Stand by me" von Ben E. King.

So wird's gemacht

Alle Teilnehmenden bekommen einen Bierdeckel. Erklären Sie nun, dass Sie bestimmten Körperteilen eine Zahl zuordnen.

1 = Kopf

2 = Schulter

3 = Hüfte

4 = Knie

Wiederholen Sie die Zuordnung so lange, bis die Teilnehmenden sie sich merken können. Leiten Sie danach folgende Übungen an:

- Nennen Sie eine Zahl und die Teilnehmenden tippen mit dem Bierdeckel die entsprechende Körperstelle an. Links oder rechts spielt hier keine Rolle.
- Nennen Sie eine Kombination aus zwei Zahlen, z.B. **1, 3, 1, 3.** Die Teilnehmenden machen die entsprechenden Bewegungen, z.B. Tippen an Kopf, Hüfte, Kopf, Hüfte.
- Nennen Sie weitere Kombinationen aus zwei Zahlen.
- Nennen Sie Kombinationen aus drei Zahlen.

Zur Orientierung und zum Halten eines Gruppenrhythmus ist es hilfreich, diese Übung mit Musik zu unterlegen.

Variante für fitte Teilnehmende

Stellen Sie Musik an und sprechen Sie im Takt eine Zahlenkombination, die alle Teilnehmenden, ohne aus dem Rhythmus zu kommen, sofort umsetzen. Nach einigen Wiederholungen nennen Sie die nächste Kombination usw.

Kochlöffel

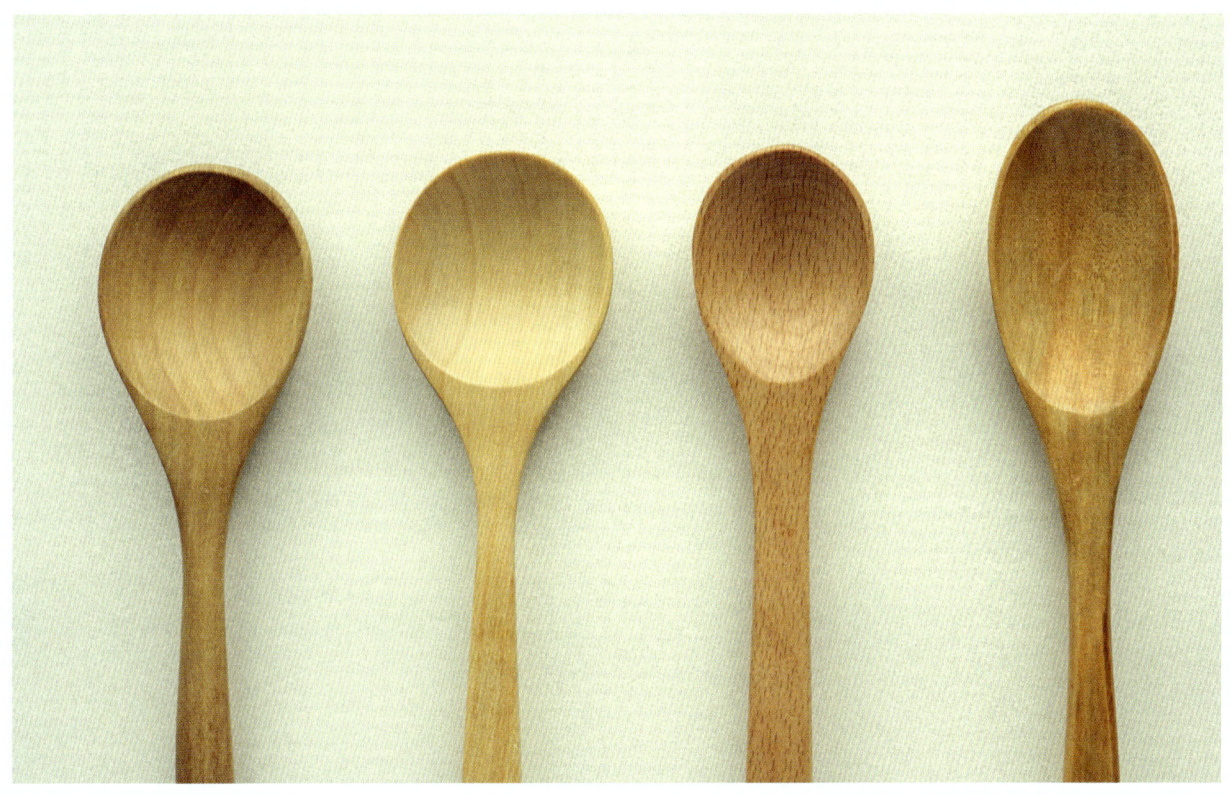

Kochlöffel sollten einmal neu gekauft werden. Sie nutzen sich bei den Spielen und Übungen nur wenig ab und können jahrelang als Sport- und Spielgerät in Gebrauch bleiben.

Bewegen mit Alltagsgegenständen

Wer hat den Pechlöffel?

Ziel	• Stärkung der Konzentration
Material	• 1 Kochlöffel
	• 1 Eieruhr oder Wecker mit lautem Signalton

So wird's gemacht

Nennen Sie ein Thema, z.B. männliche Vornamen. Stellen Sie die Eieruhr auf ca. 1 Minute ein. Die erste Person bekommt den Löffel und sagt einen männlichen Vornamen. Schnell reicht sie den Löffel weiter an ihren Nachbarn, der wiederum rasch einen männlichen Vornamen nennt, usw. Wer den Löffel in der Hand hält, wenn die Eieruhr Alarm schlägt, hat „verloren". Das ist aber nicht schlimm. Bei ihm startet die nächste Runde.

Beispiele für Themen:

- männlicher Vorname
- weiblicher Vorname
- eine Süßigkeit
- Tiere
- Essen aus dem Kühlschrank
- Länder
- Kleidungsstücke
- Städte
- Geburtstagsgeschenke
- Kinderspielzeuge
- Berufe
  …

Variante für fitte Teilnehmende

Nach jeder Runde stehen alle auf, tauschen die Plätze und eine neue Runde beginnt.

Kochlöffel

Bilder auf dem Rücken

Ziel	• Stärkung der Körperwahrnehmung
	• Förderung der Konzentration
Material	• pro Paar 1 Löffel

Vorbereitung

Zwei Stühle werden jeweils hintereinandergestellt.

So wird's gemacht

Gespielt wird paarweise (A und B). A setzt sich so auf den Stuhl, dass die Lehne an der Seite ist. B setzt sich hinter A und „malt" mit dem Kochlöffel zu bestimmten Aufgaben sanft auf den Rücken von A. A nimmt wahr bzw. errät, was gemalt wurde.

Aufgaben:

- Mit dem Kochlöffel an den Rücken tippen. – Wie oft wurde getippt?
- Einen Kreis, ein Dreieck oder Viereck malen. – Was wurde gemalt?
- Eine Zahl malen. – Welche Zahl war es?
- Einen Buchstaben schreiben. – Welcher Buchstabe war es?
- …

Varianten für fitte Teilnehmende

- Die Lieblingseissorte schreiben. – Welche ist es?
- Das Lieblingsreiseziel aufschreiben. – Wo geht es hin?
- Den eigenen Kosenamen aus der Kindheit schreiben. – Wie wurde die Person genannt?
- Das Geburtsdatum in Ziffern aufschreiben. – Wann hat die Person Geburtstag?
- …

Bewegen mit Alltagsgegenständen

Multitasking

Ziel	• Förderung der koordinativen Fähigkeiten
Material	• pro Person 2 Kochlöffel

So wird's gemacht

Alle Teilnehmenden halten einen Kochlöffel in der rechten und einen in der linken Hand. Mit der rechten Hand wird vor dem Oberkörper in einem imaginären Topf gerührt. Eine Person beginnt und gibt eine zweite Bewegung für die linke Hand vor, z.B. mit dem Kochlöffel einen imaginären Chor dirigieren. Dabei wird mit der rechten Hand weiter im Topf gerührt. Kurze Pause. Dann geht es wieder mit dem Rühren der rechten Hand los und eine nächste Person bestimmt, was die linke Hand macht usw.

Beispiele für Bewegungen mit der linken Hand:

- Löffel als Schlagzeugstick: Die linke Hand spielt Schlagzeug.
- Löffel als Löffel: Die linke Hand führt Essen zum Mund
- Löffel als Polizeikelle: Der Löffel wird zum Stoppen der Autos hochgehalten.
- Löffel als ein Scheibenwischer: Durch Bewegung im Handgelenk wird der Löffel von einer Seite zur anderen bewegt.
- Löffel als Zigarre: Der Löffel wird zwischen Zeigefinger und Mittelfinger gehalten, und es wird so getan, als würde man rauchen.
- Löffel als Fahne: Die linke Hand in die Höhe halten und den Löffel mit dem ganzen Arm hin- und herschwenken.

Ein Handwechsel ist je nach Wunsch möglich.

Varianten für fitte Teilnehmende

- Bei jeder neuen Idee wird die Rührbewegung mit der anderen Hand ausgeführt.
- Zusätzlich wird ein Fuß gehoben und im Fußgelenk gekreist.

Der verflixte Rhythmus

| Ziel | • Förderung der koordinativen Fähigkeiten |
| Material | • pro Person 2 Kochlöffel |

Vorbereitung

Es wird ein enger Stuhlkreis aufgebaut.

So wird's gemacht

Alle Teilnehmenden halten einen Kochlöffel in der rechten und einen in der linken Hand. Den linken Löffel legen alle auf dem rechten Knie der links daneben sitzenden Person ab und den rechten Löffel legt auf dem linken Knie der rechts daneben sitzenden Person. Tippen Sie mit dem Löffel aus Ihrer rechten Hand auf das Knie Ihres Nachbarn. Dieses Tippen zieht sich nun im Uhrzeigersinn durch den Kreis. Die jeweilige Person, deren Hand als nächstes auf der Kreislinie (auf einem Knie) ist, klopft sacht mit dem Löffel.

Variante für fitte Teilnehmende

Wer möchte, kann zweimal das Knie mit dem Löffel antippen. Dieses bedeutet „Richtungswechsel!" und das Klopfen geht weiter in die andere Richtung.

Bewegen mit Alltagsgegenständen

Das Orchester

Ziel	• Förderung der Reaktionsfähigkeit
Material	• pro Person 1 Kochlöffel
	• klassische Musik (CD/Internet)

So wird's gemacht

Alle Teilnehmenden bekommen einen Kochlöffel. Spielen Sie klassische Musik ab. Die Teilnehmenden dirigieren dazu mit ihrem Kochlöffel. Stoppt die Musik, verharren sie in ihrer Bewegung. Bewegt sich niemand mehr, beginnt die Musik erneut, und alle dirigieren weiter bis zum nächsten Musikstopp usw.

Variante für fitte Teilnehmende

Die Teilnehmenden dirigieren im Stand und mit vollem Körpereinsatz.

Die Kartoffeln sind fertig!

Ziel	• Förderung der koordinativen Fähigkeiten
	• Förderung der Anpassungsfähigkeit an eine andere Person
Material	• pro Person 1 Kochlöffel
	• ca. 8 kleine Kartoffeln

So wird's gemacht

Alle Teilnehmenden bekommen einen Kochlöffel. Eine Person legt eine Kartoffel auf ihren Löffel. Diese wird nun im Uhrzeigersinn von Löffel zu Löffel im Kreis weitergegeben. Entgegen dem Uhrzeigersinn wird eine weitere Kartoffel herumgegeben. Die Person, bei der sich die beiden Kartoffeln treffen, ruft: „Die Kartoffeln sind fertig!" Dies ist das Signal, dass einer der beiden Nachbarn seine Kartoffel an die übernächste Person weiterreichen muss, damit beide Kartoffeln in ihren entgegengesetzten Richtungen weitergegeben werden können.

Variante für fitte Teilnehmende

Nach und nach werden mehr Kartoffeln ins Spiel gebracht.

Kunststoffröhren

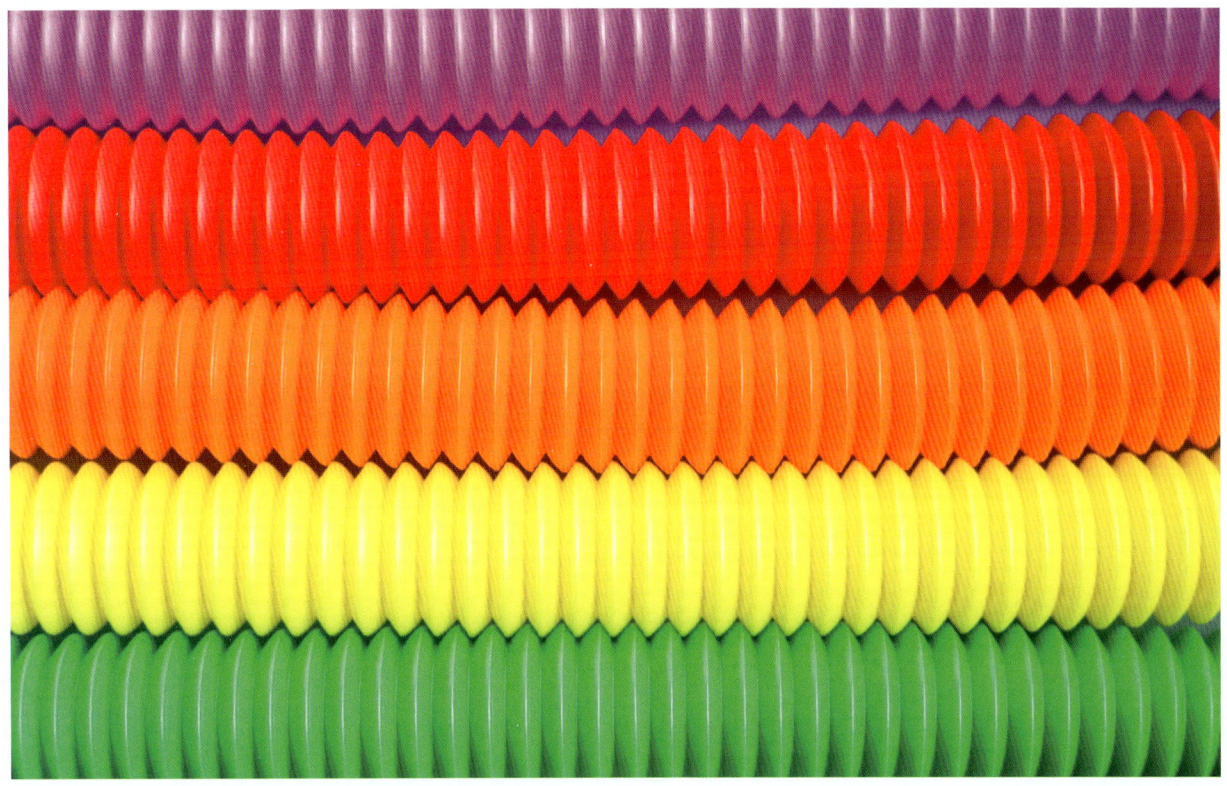

Geeignete Kunststoffröhren für Sport und Spiel sind die sogenannten Heulschläuche. Sie kosten ca. 5 Euro pro Stück und sind unter Bewegungsmaterialien für Kinder zu finden. Sie sind unbegrenzt benutzbar und abwaschbar. Alternativ kann man sie auch kostengünstiger selbst herstellen, indem man flexibles Kabelschutzrohr kauft, es zersägt und an den Enden glatt schmirgelt.

Bewegen mit Alltagsgegenständen

Ab durch den Tunnel

Ziel	• Förderung der koordinativen Fähigkeiten
Material	• pro Paar 1 Stück Kunststoffröhre
	• pro Paar 1 Murmel

Vorbereitung

Es werden jeweils zwei Stühle nahe beieinander und sich gegenüber aufgestellt.

So wird's gemacht

Die Teilnehmenden sitzen sich paarweise gegenüber und halten jeweils ein Ende einer Kunststoffröhre in der Hand. Ein Partner gibt eine Murmel in die Röhre. Die Röhre muss nun so bewegt werden, dass die Murmel bei der anderen Person wieder herauskommt und mit der Hand aufgefangen werden kann. Auf diese Weise wandert die Murmel zwischen den beiden Personen hin und her.

Variante für fitte Teilnehmende

Im Stehen wird mit den Röhren ein großer Kreis gebildet. Die Murmel wird durch alle Röhren einmal im Kreis herumgerollt.

Kunststoffröhren

Laute und leise Windräder

Ziel	• Förderung der Beweglichkeit
	• Stärkung der Muskulatur im Arm- und Schulterbereich
Material	• pro Person 1 Stück Kunststoffröhre

Vorbereitung

Die Stühle werden mit großem Abstand zueinander im Kreis aufgestellt.

So wird's gemacht

Jede Person bekommt eine Röhre und nimmt sie an einem Ende in die Hand. Nun wird sie mit möglichst gestrecktem Arm immer wieder im Kreis bewegt. Wer viel Kraft hat, kann das Rohr durch den Schwung zum Heulen bringen. – Klappt das auch, wenn die Röhre in der anderen Hand gehalten wird?

Variante für fitte Teilnehmende

Die Übung wird im Stand ausgeführt.

Bewegen mit Alltagsgegenständen

Rohrgymnastik

Ziel
- Stärkung der Muskulatur
- Förderung der Beweglichkeit
- Trainieren der koordinativen Fähigkeiten

Material
- pro Person 1 Stück Kunststoffröhre

So wird's gemacht

Leiten Sie folgende Übungen an.

Übungen	Varianten für fitte Teilnehmende
Die Röhre an den Enden fassen, mit langen Armen nach oben führen und zurück.	Ebenso, dabei „auf der Stelle laufen".
Die Röhre an beiden Enden anfassen und über den Kopf führen. Den Oberkörper nach rechts und links neigen.	Ebenso, dabei „auf der Stelle laufen".
Die Röhre über den Kopf halten und hinter dem Kopf herunterziehen, dann wieder zurück. – Wer den Kopf dabei nach vorn neigen muss, bleibt mit der Röhre über (und nicht hinter) dem Kopf.	Ebenso, wobei am Hinterkopf dreimal gefedert wird, bevor die Röhre wieder nach oben geführt wird. – Wer den Kopf dabei nach vorn neigen muss, bleibt mit der Röhre über (und nicht hinter) dem Kopf.
Die Röhre an beiden Enden anfassen. Die Arme auf Brusthöhe nehmen, die Enden der Röhre nach unten hin zusammendrücken und die Röhre wieder in die Waagerechte führen.	Ebenso, aber dabei einmal die Röhre auf Brusthöhe halten, einmal nach vorn gebeugt auf Kniehöhe und einmal schräg vorn über dem Kopf.

Kunststoffröhren

Die Röhre an beiden Enden anfassen und auf Brusthöhe vor den Körper halten. Die Ellenbogen nach außen führen und die Enden der Röhre auseinanderziehen. Lockerlassen und erneut ziehen.

Ebenso, aber dabei einmal die Röhre vor den Körper halten und dann dasselbe hinter dem Rücken durchführen.

Die Röhre an den Enden fassen und schräg vor den Körper halten. Die Ellenbogen sind dabei gebeugt und der rechte Ellenbogen ist oben. Zur anderen Schrägseite wechseln, sodass der linke Ellenbogen oben ist. Die Schultern dabei tief lassen.

Ebenso, mit schnellen Wechseln zu beiden Seiten.

Die Röhre quer über die Oberschenkel legen, bis zu den Knien rollen und wieder zurück.

Die Röhre quer über die Oberschenkel legen, bis über die Schienbeine rollen und wieder zurück.

Die Röhre an den Enden festhalten und beugen. Die Enden zwischen die Knie klemmen, sodass ein Widerstand zu spüren ist. Die Beine eng zusammenführen und lockerlassen.

Ebenso, dreimal mit den Beinen federn, um die Röhrenenden zusammenzudrücken, dann den Druck lösen.

Die Röhre in beide Kniekehlen klemmen und zwischen Ober- und Unterschenkel festhalten. Die Füße dabei vom Boden heben.

Ebenso, dabei diese Position halten und mit den Unterschenkeln dreimal gegen die Oberschenkel federn.

Die Füße etwas nach vorn stellen und auf die Fersen gehen, die Fußspitzen heranziehen. Die Röhre über beide Füße legen. Die Füße heben und senken.

Ebenso, die gehobenen Füße dreimal nach oben federn und wieder senken.

Die Röhre quer vor sich auf den Boden legen und mit beiden Fußsohlen abwechselnd darüberrollen (wer möchte, ohne Schuhe).

Ebenso, aber mit beiden Fußsohlen gleichzeitig über die Röhre rollen. Dabei mit den Händen an den Stuhlkanten abstützen.

Bewegen mit Alltagsgegenständen

Die Röhre quer vor sich auf den Boden legen und mit einem Fuß „hinübersteigen": Fuß jenseits der Röhre aufsetzen und zurückführen. Fußwechsel.

Die Röhre längs vor sich auf den Boden legen, sodass sie mittig zwischen den Füßen liegt. Mit der rechten Fußspitze auf die linke Seite tippen, Fuß zurückstellen. Seitenwechsel.

Falls organisatorisch möglich: Paare bilden (A und B). A sitzt auf dem Stuhl, beugt sich mit geradem Rücken vor und stützt sich dabei mit den Händen auf den Oberschenkeln ab. B rollt die Röhre über den Rücken von A: hinauf und herunter. Danach Wechsel.

Ebenso, aber mit beiden Füßen gleichzeitig über die Röhre „hüpfen". Dabei mit den Händen an den Stuhlkanten abstützen.

Ebenso, aber die Füße wechseln gleichzeitig die Seite und kommen wieder zurück. Dabei mit den Händen an den Stuhlkanten abstützen.

Zu zweit: A hält die Röhre mit den Händen senkrecht an die Stuhllehne von B. B lehnt sich mit dem ganzen Rücken dagegen und schaukelt den Rücken von rechts nach links (Selbstmassage).

Eimer

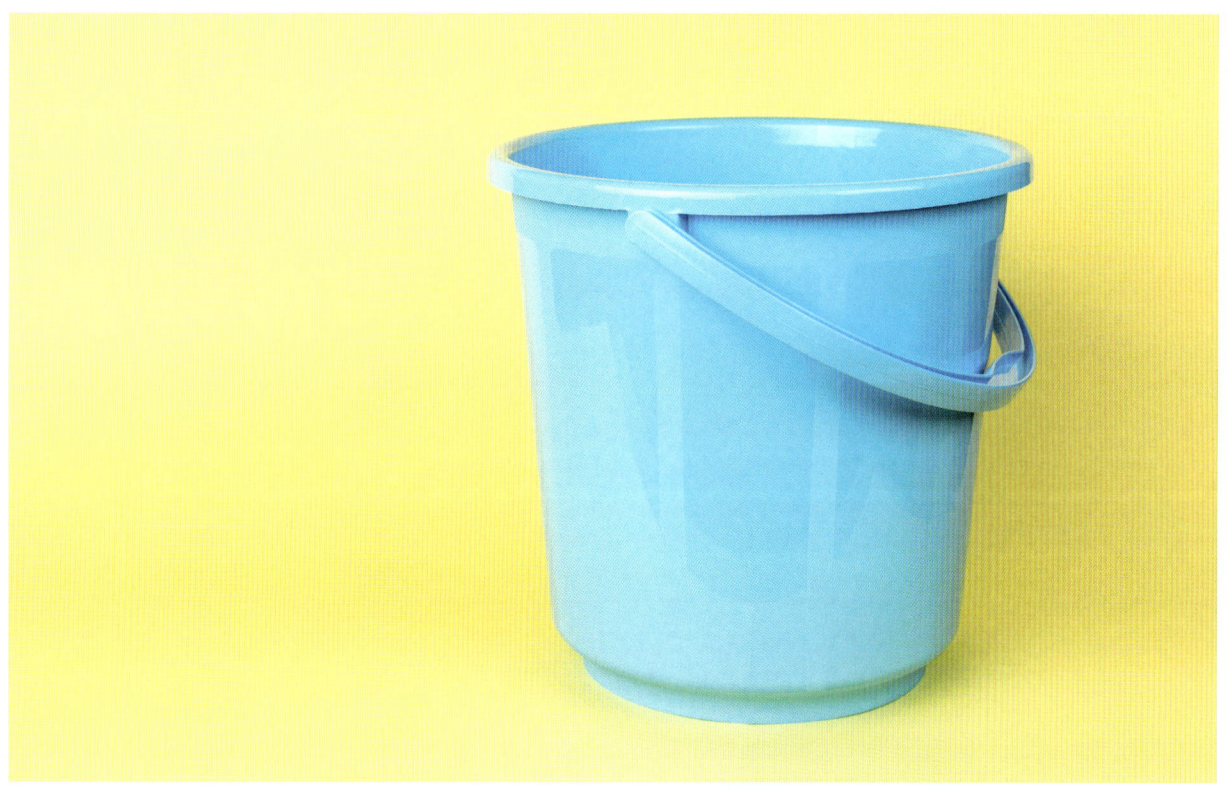

Eimer sollten am besten neu gekauft werden. Sie können gut genutzt werden, um andere Materialien darin zu verstauen. Und sie können selbst als Material zum Einsatz kommen.

Bewegen mit Alltagsgegenständen

Laurentia, liebe Laurentia mein!

Ziel	• Stärkung der Muskulatur
	• Förderung der Ausdauer
Material	• pro Person 1 Plastikeimer
	• evtl. Lied „Laurentia, liebe Laurantia mein" (CD/Internet)
	• evtl. einige mit Sand gefüllte Luftballons

Vorbereitung

Je nach individueller körperlicher Konstitution der Teilnehmenden können in die Eimer mit Sand gefüllte Luftballons zur Beschwerung gelegt werden.

So wird's gemacht

Jede Person bekommt einen Eimer. Sie setzt sich möglichst weit vorn auf die Sitzfläche ihres Stuhls. Die Füße sind fest am Boden. Der Eimer steht zwischen ihren Füßen. Leiten Sie zunächst sehr langsam das bekannte Lied „Laurentia" mit den entsprechenden Bewegungen dazu an (s. u.).

Bei dem Wort **„Laurentia"** klemmen die Teilnehmenden den Eimer zwischen die Füße/Unterschenkel/Knie und heben die Fersen. Wer kann, darf gerne den ganzen Eimer hochheben, indem sich beide Füße vom Boden lösen.

Wird ein **Wochentag** genannt, beugen sich die Teilnehmenden mit geradem Rücken nach vorn, greifen den Eimer mit beiden Händen, spannen bewusst die Bauchmuskulatur an und heben ihn kurz an. Die Ellenbogen werden dabei eng am Körper nach hinten/oben gezogen.

„**Laurentia**, liebe **Laurentia** mein!
Wann wollen wir wieder beisammen sein?"
„Am **Montag**."
Ach, wenn es doch schon wieder **Montag** wär
und ich bei meiner **Laurentia** wär, **Laurentia** wär!

„**Laurentia**, liebe **Laurentia** mein!
Wann wollen wir wieder beisammen sein?"
„Am **Dienstag**."

*Ach, wenn es doch schon wieder **Montag, Dienstag** wär
und ich bei meiner **Laurentia** wär, **Laurentia** wär!*

*„**Laurentia**, liebe **Laurentia** mein!
Wann wollen wir wieder beisammen sein?"
„Am **Mittwoch**."
Ach, wenn es doch schon wieder **Montag, Dienstag, Mittwoch** wär
und ich bei meiner **Laurentia** wär, **Laurentia** wär!*

*„**Laurentia**, liebe **Laurentia** mein!
Wann wollen wir wieder beisammen sein?"
„Am **Donnerstag**."
Ach, wenn es doch schon wieder **Montag, Dienstag, Mittwoch, Donnerstag** wär
und ich bei meiner **Laurentia** wär, **Laurentia** wär!*

*„**Laurentia**, liebe **Laurentia** mein!
Wann wollen wir wieder beisammen sein?"
„Am **Freitag**."
Ach, wenn es doch schon wieder **Montag, Dienstag, Mittwoch, Donnerstag, Freitag** wär
und ich bei meiner **Laurentia** wär, **Laurentia** wär!*

*„**Laurentia**, liebe **Laurentia** mein!
Wann wollen wir wieder beisammen sein?"
„Am **Samstag**."
Ach, wenn es doch schon wieder **Montag, Dienstag, Mittwoch, Donnerstag, Freitag, Samstag** wär
und ich bei meiner **Laurentia** wär, **Laurentia** wär!*

*„**Laurentia**, liebe **Laurentia** mein!
Wann wollen wir wieder beisammen sein?"
„Am **Sonntag**."
Ach, wenn es doch schon wieder **Montag, Dienstag, Mittwoch, Donnerstag, Freitag, Samstag, Sonntag** wär
und ich bei meiner **Laurentia** wär, **Laurentia** wär!*

Varianten für fitte Teilnehmende

- Der Eimer wird durch mehr Gewicht beschwert.
- Das Tempo des Liedes wird gesteigert.

Bewegen mit Alltagsgegenständen

Spitz, pass auf!

Ziel	• Förderung der Reaktionsfähigkeit
Material	• Luftballons in Grün, Gelb, Rot und Blau (pro Person 1 Luftballon)
	• Sand
	• 1 Trichter
	• dicke Wollfäden (je 2 m lang)
	• 1 bis 2 Eimer
	• Musik (CD/Internet)

Vorbereitung

Die Luftballons werden mittels Trichter mit etwas Sand gefüllt, danach ein wenig aufgeblasen und verknotet. Um den Knoten wird jeweils ein zwei Meter langer Faden gebunden.

So wird's gemacht

Die Luftballons werden eng beieinander in die Kreismitte gelegt. Die Wollfäden zeigen in Richtung der Teilnehmenden im Stuhlkreis. Jede Person nimmt das Ende des Fadens in die Hand, der ihrem Platz am nächsten ist. Der Faden wird straff gespannt und festgehalten. Eine oder zwei Personen stellen sich, mit einem Eimer im Arm, in die Mitte des Kreises. Machen Sie die Musik an. Stoppen Sie die Musik, versuchen die Personen in der Kreismitte, schnell mit dem umgedrehten Eimer Luftballons zu „fangen", also den Eimer darüberzustülpen. Die Teilnehmenden haben gleichzeitig die Aufgabe, bei Musikstopp schnell den Luftballon zu sich heranzuziehen. Welche Luftballons wurden im Eimer gefangen? Nach ein paar Proberunden darf mit Ausscheiden gespielt werden.

Variante für fitte Teilnehmende

Rufen Sie beim Musikstopp eine Farbe in den Raum. Nur die Ballons mit dieser Farbe dürfen weggezogen werden. Die anderen Ballons dürfen sich keinen Millimeter bewegen. Beim nächsten Musikstopp rufen Sie eine andere Farbe usw.

Alles im Eimer

Ziel	• Förderung der koordinativen Fähigkeiten
Material	• ca. 5 Eimer
	• pro Person 2 mit etwas Sand gefüllte Luftballons und/oder pro Person 2 Zeitungsbälle (mit Malerkrepp umwickelt)

Vorbereitung

Die Luftballons werden mit etwas Sand befüllt und zugeknotet. Zeitungspapier wird als Ball zusammengeknüllt und mit Malerkrepp umwickelt. Die Eimer werden in der Kreismitte positioniert.

So wird's gemacht

Jede Person bekommt zwei Luftballons/Zeitungsbälle. Nacheinander werfen die Teilnehmenden diese in die Eimer. Sammeln Sie Bälle ein, die danebengeworfen wurden. Die Teilnehmenden dürfen damit noch einmal werfen.

Variante für fitte Teilnehmende

Die Eimer werden unterschiedlich hoch positioniert, z.B. auf einen Stuhl gestellt oder auf einen anderen, umgedrehten Eimer. Der Kreis wird insgesamt weiter gemacht.

Wollknäuel

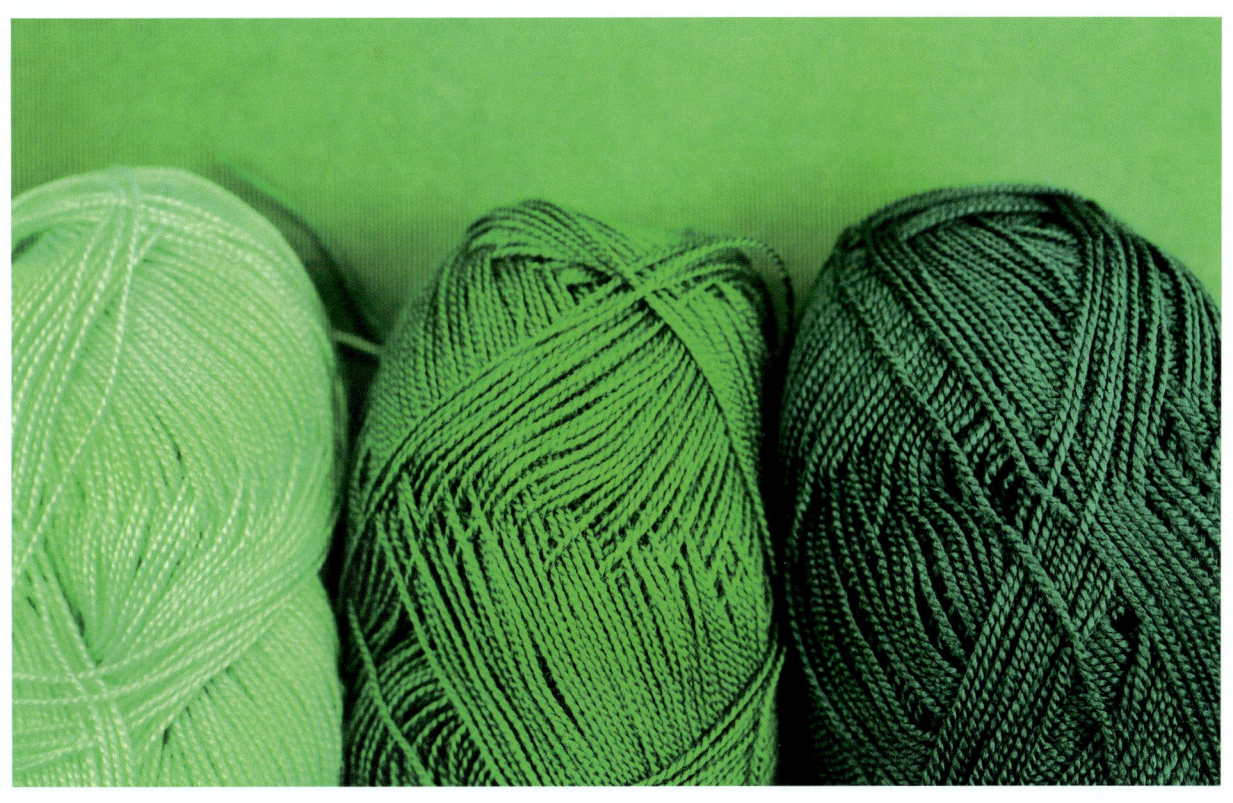

Wenn man nicht gerade Menschen kennt, die noch übrige Wolle vom letzten Strickprojekt zu Hause haben, kann man sie auch günstig kaufen. Für Bewegung und Spiel muss es schließlich keine echte Natur-Wolle sein!

Bewegen mit Alltagsgegenständen

Heiße Kartoffeln

Ziel	• Förderung der koordinativen Fähigkeiten
Material	• 3 bis 4 (gelbe) Wollknäuel
	• Malerkrepp

Vorbereitung

Die Wollknäuel werden zweimal mit Malerkrepp umwickelt (damit sie beim Spielen nicht aufgehen).

So wird's gemacht

Zeigen Sie den Teilnehmenden ein gelbes Wollknäuel und erklären sie, dies sei eine sehr heiße Kartoffel. Die Teilnehmenden geben nun das Wollknäuel im Uhrzeigersinn im Kreis herum – mit folgenden Varianten:

- Da „die Kartoffel" sehr heiß ist, muss sie möglichst kurz in der Hand verbleiben, also schnell zur nächsten Person weitergereicht werden.
- Auf Zuruf gibt es einen Richtungswechsel. Die „Kartoffel" wird schnell in die andere Richtung weitergegeben.
- Zwei „heiße Kartoffeln" werden herumgereicht.
- Zwei „heiße Kartoffeln" werden in entgegengesetzte Richtungen zeitgleich herumgereicht.

Varianten für fitte Teilnehmende

- Die „heiße Kartoffel" wird zwischen die Füße geklemmt und herumgereicht.
- Die „heiße Kartoffel" wird über dem Kopf herumgereicht.
- Eine „heiße Kartoffel" wird mit den Füßen in eine Richtung weitergegeben, während die andere mit den Händen in die andere Richtung weitergegeben wird.

Ampelspiel

Ziel	• Förderung der koordinativen Fähigkeiten
	• Stärkung der Muskulatur
	• Förderung der Konzentrationsfähigkeit
Material	• 2 gelbe Wolllnäuel
	• 2 grüne Wollknäuel
	• 2 rote Wollknäuel
	• aktivierende Musik (CD oder Internet)

So wird's gemacht

Nehmen Sie ein Wollknäuel nach dem anderen in die Hand, zeigen Sie den Teilnehmenden dazu folgende Bewegungen und animieren Sie sie zum Mitmachen:

- grünes Wollknäuel: die Arme nach oben strecken
- rotes Wollknäuel: Schultern hochziehen und fallen lassen
- gelbes Wollknäuel: über Kreuz an die Knie fassen (rechte Hand auf linkes Knie und linke Hand auf rechtes Knie)

Nun beginnt die Musik zu spielen und alle Teilnehmenden „laufen" auf der Stelle. Stoppen Sie die Musik und halten Sie eins der drei Wollknäuel hoch. Die Teilnehmenden müssen schnell die der Farbe entsprechende Bewegung ausführen. Anschließend geht die Musik wieder an und alle laufen wieder auf der Stelle – bis zur nächsten Musikpause, in der ein anderes Wollknäuel hochgehalten wird. Je nach Gruppe kann ein Wechsel nach kurzer oder längerer Zeit erfolgen.

Variante für fitte Teilnehmende

Zwei grüne, zwei rote und zwei gelbe Wollknäuel werden zur Musik im Kreis herumgereicht. Stoppen Sie die Musik. Jede Person behält das Knäuel, das sie gerade in der Hand hat. Schnell machen die Teilnehmenden die Bewegung, die ihrer Wollfarbe entspricht. Nun können die Teilnehmenden nicht mehr bei den anderen die Bewegung „abgucken", sondern sich lediglich an denen orientieren, die ein Knäuel in derselben Farbe haben. – Dann wird die Musik wieder angestellt und die Wollknäuel weiter herumgereicht, bis zum nächsten Musikstopp.

Bewegen mit Alltagsgegenständen

Herrliches Wollknäueltreiben

Ziel
- *Förderung der Merkfähigkeit*
- *Förderung der Konzentrationsfähigkeit*
- *Förderung der koordinativen Fähigkeiten*

Material
- *ca. 5 Wollknäuel*
- *Malerkrepp*

Vorbereitung

Die Wollknäuel werden mit Malerkrepp umwickelt, sodass sie nicht aufgehen.

So wird's gemacht

Ein Wollknäuel wird zunächst ohne vorgegebene Reihenfolge von Person zu Person geworfen und gefangen. Dabei müssen sich die Teilnehmenden merken, von wem sie das Knäuel bekommen haben und wem sie es anschließend zugeworfen haben. Genau diese Reihenfolge wird pausenlos mehrere Runden beibehalten.

In der zweiten Runde wird eine andere Reihenfolge gewählt. Achten Sie darauf, dass alle Teilnehmenden miteinbezogen werden.

Danach wird ein zweites Knäuel ins Spiel gebracht und später ggf. noch ein drittes.

Variante für fitte Teilnehmende

Das Spiel wird im Stehen ausgeführt, und es werden noch mehr Wollknäuel ins Spiel gebracht. Es kann zuvor eine Wette abgeschlossen werden: Wie viele Wollknäuel können wir bei diesem Spiel in Bewegung halten?

Wollknäuel

Wollstab herstellen

Ziel	• Stärkung der koordinativen Fähigkeiten
Material	• pro Person 1 eher kleines Wollknäuel
	• pro Person 1 Papprolle von Küchenpapier

Vorbereitung

In ein Ende der Papprolle wird ein kleiner Schnitt/Riss gemacht.

So wird's gemacht

Die Wolle wird ein wenig abgewickelt und das Ende in dem Riss in der Papprolle eingeklemmt. Nun wird die Papprolle mit einer Hand festgehalten und (mit welcher individuellen Methode auch immer) Wolle wird auf die Papprolle gerollt. Kann die ganze Papprolle eingerollt werden?

Variante für fitte Teilnehmende

Mit der ungeübteren Hand (meist links) wird die Wolle gewickelt, während mit der anderen Hand die Rolle festgehalten wird.

Quellen

Beyschlag, Renate (1999): Altengymnastik und kleine Spiele. München/Jena: Urban & Fischer, 8. Auflage.

Eisenburger, Marianne (2002): Aktivieren und Bewegen von älteren Menschen. Aachen: Meyer & Meyer, 2. Auflage.

Hollstein, Tim (2019): Sport als Prävention: Fakten und Zahlen für das individuelle Maß an Bewegung, https://www.aerzteblatt.de/archiv/209444/Sport-als-Praevention-Fakten-und-Zahlen-fuer-das-individuelle-Mass-an-Bewegung, letzter Aufruf am 16.06.2024.

Über die Autorin

Silke Hubrig (Erzieherin, Studienrätin) arbeitet seit zwanzig Jahren als Lehrkraft mit den Fächern Sport und Sozialwissenschaft an einer berufsbildenden Schule. Vorher hat sie als Tanz- und Bewegungspädagogin u.a. in diversen Altenpflegeeinrichtungen Fitness- und Bewegungskurse durchgeführt. Nebenbei schreibt sie Bücher und Zeitschriftenartikel zu pädagogischen Themen.